Ketogene Ernährung für Anfänger

Schnell abnehmen mit der Keto-Diät.

AF205920

Dirk Bald

1. Auflage 2019

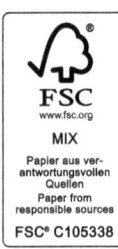

Bibliografische Information der Deutschen
Nationalbibliothek: Die Deutsche Nationalbibliothek
verzeichnet diese Publikation in der Deutschen
Nationalbibliografie; detaillierte bibliografische Daten
sind im Internet über dnb.dnb.de abrufbar.

© Dirk Bald 2019
Herstellung Verlag:
BoD - Books on Demand, Norderstedt

ISBN: 978-3-7481-9693-8

Inhaltsverzeichnis

Vorwort

Ich habe meine Leidenschaft – Essen – zum Beruf gemacht, aber nicht als Koch oder Restaurant-Tester, sondern als Fitness- und Ernährungsberater.

Schon sehr früh bemerkte ich, dass die Nahrung, die ich zu mir nahm, mich nicht nur satt machte, sondern auch Einfluss darauf hat, ob ich mich schlapp und schnell wieder hungrig oder ausgeglichen, glücklich und voller Energie fühlte.

Ich beschäftige ich mich daher auch schon seit langer Zeit mit unterschiedlichsten Diäten, Ernährungsformen und im Allgemeinen mit verschiedensten Möglichkeiten, gesund zu essen, zu leben und abzunehmen. Neue Ernährungsformen schießen ja vor allem nach dem Winter wie Pilze aus dem Boden und versprechen, dass man schneller und effektiver abnimmt, noch mehr Energie für den Alltag hat und vieles mehr. Oftmals teste ich diese neuen Ernährungstrends selbst aus, um aus erster Hand zu erfahren, zu spüren und zu erleben, ob sie auch das halten, was sie so überschwänglich anpreisen.

Oftmals versprechen diese neuen Trends unter anderem sehr schnelle Abnehmerfolge, doch die negativen Seiten werden dabei nicht selten verschwiegen, denn es ist sogar so, dass diese besagten tollen Abnehmerfolge oft nur kurzzeitig eintreten und man während dieser Zeit nicht wirklich gesund lebt.

So werden bei sehr vielen Diäten häufig auch Muskeln abgebaut und die vorhandenen Fettpölsterchen an unseren Problemzonen schrumpfen kaum. Wenn man dann wieder normal isst, benötigt der Körper wegen dem Muskelabbau nicht nur weniger Energie, er lagert auch sofort neue Reserven an, die die Problemzonen an Bauch, Beinen und Po wachsen lassen.

Der viel gefürchtete Jojo-Effekt tritt ein, das Gewicht kann dabei sogar über den Startwert vor der Diät steigen. Das Ergebnis ist dann nicht nur frustrierend, sondern auch die ganze Quälerei nicht Wert.

Der Ernährungsstil, den ich dir in diesem Buch vorstellen möchte, wird sehr vielseitig diskutiert - sowohl positiv als auch negativ - und bevor ich mich näher mit der sogenannten ketogenen Ernährung auseinandersetzte, wusste ich nur so viel:

Es soll eine Vielzahl an günstigen Auswirkungen auf den Organismus geben. Aber es gibt auch einige kritische Stimmen, die von Jojo-Effekt, Nierensteine und sogar von anderen gesundheitlichen Schäden sprechen.

Aber je mehr ich mich mit der ketogenen Diät beschäftigt habe, desto begeisterter wurde ich von ihr und desto weniger Gewicht erhielten die kritischen Stimmen.

Bei dieser Ernährungsweise kommt es nicht so sehr darauf an, wie viele Kalorien du zu dir nehmen darfst, oder dass Lebensmittel speziell und aufwändig zu Diätnahrung verarbeitet werden müssen.

Anstatt dem lästigen Kalorienzählen solltest, du vielmehr darauf achten, was du isst, die Zubereitung geht oft schnell und ist unkompliziert.

Die ketogene Ernährung setzt dabei auf sehr fettreiche Lebensmittel mit einem extrem geringen Kohlenhydrat-Anteil, die dafür sorgen, dass der Körper seinen Stoffwechsel umstellt. Er gewinnt die notwendige Energie nicht mehr aus Zucker, sondern aus Fett und nach einer etwas schwierigen Umstellungsphase kann man von einer Vielzahl von Vorteilen profitieren, die ich so nie erwartet hätte.

Die Diät wird nicht nur zur Unterstützung von Krebspatienten, der Behandlung von Epilepsie oder anderen chronischen Erkrankungen eingesetzt, auch der Otto-Normalverbraucher kommt in den Genuss vieler positiver Effekte, wie beispielsweise weniger Hunger, mehr Energie und natürlich auch Gewichtsverlust, um nur ein paar wenige davon zu nennen.

Doch auch die immer wieder kritischen Äußerungen möchte ich in diesem Buch aufgreifen und mich mit ihnen auseinandersetzten, denn einige davon stellten sich einfach als Vorurteile heraus. Andere lassen sich durchaus vermeiden und auch der Jojo-Effekt ist bei der ketogenen Ernährung entgegen einiger Stimmen kaum ein Problem.

Bist du nun neugierig geworden, möchtest die Pfunde purzeln lassen oder einfach nur gesünder leben? Dann lasse dich von diesem Buch inspirieren und erfahre alles Wichtige zur ketogenen Diät. Hier werden unter anderem folgende Themen geklärt: Worum handelt es sich dabei überhaupt genau, welche Lebensmittel sind tabu und welche erlaubt? Wie gelingt dir eine erfolgreiche Umstellung?

Kann man die ketogene Diät auch mit anderen Essensgewohnheiten kombinieren und vieles mehr. Profitiere von meinen Erfahrungen und finde Tipps und Tricks, die dir ganz leicht zu einer erfolgreichen Umstellung verhelfen können.

Jetzt wünsche ich dir in jedem Falle alles Gute, viel Spaß, Kreativität und Erfolg bei der Umstellung Deiner Ernährungsgewohnheit und bei einem spürbar gesünderen und aktiveren Leben.

Dein
Dirk Bald

Was ist die ketogene Ernährung?

Bei der ketogenen Ernährung handelt es sich um eine sehr strenge Form der Low-Carb-Diät, bei der, wie der Name „Low-Carb" schon verrät, darauf geachtet wird, sehr wenige Kohlenhydrate über die Nahrung oder Getränke aufzunehmen.

Wer noch nie von der ketogenen oder der Low-Carb-Ernährung gehört hat, für den wird es vermutlich zunächst seltsam klingen, dass man bei dieser Diät fast vollständig auf Kohlenhydrate verzichtet, bei denen es sich doch eigentlich bekanntermaßen um DEN Energielieferanten für den Körper handelt.

Und noch überraschender mag es für dich nun klingen, wenn ich dir sage, dass bei der ketogenen Ernährung die Energie überwiegend aus Fett gewonnen wird. Man isst also fettreiche Nahrung, um abzunehmen und Körperfett zu verlieren?!

Ja, das geht, denn einerseits besteht die ketogene Diät zwar aus sehr fettreicher, aber insgesamt recht kalorienarmer Nahrung. Andererseits ändert sich auch der Stoffwechsel unseres Körpers dahingehend, dass Fett nicht mehr als Energie gespeichert, sondern verbraucht wird.

So seltsam das auch klingen mag, so genial ist diese Ernährungsform auch, da man dabei nicht nur ordentlich Pfunde verlieren kann, sondern auch noch eine Vielzahl von positiven Einflüssen auf die Gesundheit und das körperliche

12

Wohlbefinden erlangen kann.

Doch erst mal der Reihe nach und ganz von vorne:

Wie du schon richtig festgestellt hast, sind in der heutigen modernen Ernährungsweise Kohlenhydrate grundsätzlich die Hauptenergiequelle.

All die Kohlenhydrate, die wir über die Nahrung aufnehmen, verwandelt der Körper in Energie und das, was wir zu viel aufnehmen, wird in den Zellen als Vorrat eingelagert und lässt unsere Fettpölsterchen an Bauch, Beinen und Po wachsen.

Werden dem Körper nun keine Kohlenhydrate mehr zugeführt, so verändert sich auch sein Stoffwechsel. Zunächst greift der Organismus auf die gespeicherten Kohlenhydrat-Reserven, die sogenannten Glykogenvorräte zurück, bevor er dann auf einen sogenannten Hungerstoffwechsel umstellt.

Dabei baut die Leber Fette bzw. Fettsäuren zu sogenannten „Ketonkörpern" um, welche dann anstatt der Kohlenhydrate zur Versorgung des Körpers mit Energie verwendet werden. Dieser Zustand wird „Ketose" genannt, woher auch der Name ketogene Diät stammt, da es das Prinzip ist, auf dem diese Ernährungsweise beruht:

Der tägliche Energiebedarf sollte hierbei nämlich in dem Umfang gedeckt werden, dass etwa 70 % bis 80 % des Nährstoffbedarfs aus Fett besteht, 15 % bis 25 % aus Proteinen und lediglich maximal 5 % aus Kohlenhydraten.

Es sollten also hauptsächlich Fleisch, Fisch, Milchprodukte und bestimmte Gemüsesorten auf dem Speiseplan stehen, während Nahrungsmittel wie Nudeln, Backwaren, Getreide und zuckerhaltige Nahrungsmittel wegfallen.

Was passiert bei der Ketose im Körper?

Doch wie genau soll das denn funktionieren, dass man bei einer so fettreichen Nahrung an Körperfett verliert und dadurch Gewicht abnimmt, fragst du dich zurecht. Um das zu verstehen, möchte ich dir erklären, was bei der Ernährungsumstellung in deinem Körper passiert:

Wenn du mit deinem Essen Kohlenhydrate zu dir nimmst, werden diese zunächst einmal in Glukose umgewandelt. Daraufhin schüttet der Körper Insulin aus, da dieses Hormon die Glukose in die Zellen transportiert, wo sie verbrannt und daraus Energie gewonnen

16

wird.

Wenn dem Organismus nun Glukose und Fett gleichzeitig zur Verfügung steht, dann verarbeitet er dennoch den Zucker als erstes. Das liegt aber nicht daran, dass es sich dabei um die wichtigere oder gar bevorzugtere Energiequelle handelt, sondern vielmehr daran, dass ein zu hoher Blutzucker im Körper gefährlich werden kann.

Krankheiten wie Diabetes Typ 2, die oftmals mit Nierenschäden, Herz-Kreislauferkrankungen oder Nervenschädigungen einhergehen, können hier die Folge sein. Überschüssige Glukose wird als Glykogen in der Leber gespeichert und auch das Fett wird in den Zellen als Vorrat eingelagert.

Stellst du nun die Ernährung auf eine ketogene Diät um, so hat der Organismus

kaum mehr Zucker zur Verfügung, aus
dem er Energie gewinnen kann.
Er beginnt also, den Stoffwechsel
umzustellen und verwendet nun Fett
anstatt Zucker als Brennstoff.

Zunächst greift der Organismus noch auf
seinen Glykogenspeicher in der Leber
zurück, um den Körper weiterhin
ausreichend mit Energie zu versorgen.
Doch wenn dieser Speicher in der Leber
abnimmt, wird dort gleichzeitig damit
begonnen, aus den vorhandenen
Fettsäuren sogenannte Ketonkörper oder
Ketone zu bilden.

Der Organismus ist im Stande, drei
verschiedene Keton-Arten zu bilden, die
zwar alle von ihrem chemischen Aufbau
her sehr kurzen Fettsäuren ähneln,
allerdings im Körper recht
unterschiedliche Bedeutung und Wirkung
haben.

18

Die Keton-Art, die für die Energiegewinnung am nutzlosesten ist, nennt sich Aceton und wird in erster Linie einfach nur über die Lunge abgeatmet. Acetoacetat und Beta-Hydroxybutyrat, die anderen beiden Ketonkörper-Arten jedoch sind beide für die Deckung des Energiebedarfes von Bedeutung.

Über den Blutkreislauf werden die entsprechenden Ketone zu den Zellen des Körpers transportiert, wo sie für die Energieversorgung verbrannt werden. Fast alle Zellen im Körper sind im Stande, sowohl Fett, als auch die Ketonkörper zur Energiegewinnung zu verwerten.

Lediglich die Retina (Netzhaut), die Erythrozyten (rote Blutkörperchen) sowie zu einem kleinen Teil auch das Gehirn benötigen Glukose um Energie zu erhalten.

Diese kann der Organismus allerdings in der Leber über eine körpereigene Synthese aus speziellen Nahrungsfetten, sogenannten Triglyceriden oder auch aus Proteinen selbst herstellen. Dadurch kann ein „Zuckermangel" grundsätzlich ausgeschlossen werden.

Da stellst du dir zurecht die Frage, wieso der Körper den umständlichen Weg geht und zunächst die Ketone aus den Fettsäuren produziert, wenn doch die Zellen auch im Stande wären, die Fettsäuren direkt zu verbrennen um Energie zu gewinnen.

Nun, aus der Herstellung der Ketonkörper zieht der Körper einige Vorteile. Beispielsweise müssten die Fettsäuren zunächst erst umständlich in Form von Triglyceriden gebunden werden, um über die Blutbahnen transportiert werden zu können.

20

Im Gegensatz dazu sind die Ketone wasserlöslich, was bedeutet, dass sie ganz unkompliziert, schnell und einfach auf diesem Wege zu den Zellen gelangen.

An den Zellen angelangt können die Ketonkörper ohne fremde Hilfe in die sogenannten Mitochondrien gelangen. Dies sind kleine Zellorgane, die besonders häufig in Muskel-, Nerven-, Sinnes- und Eizellen vorkommen und die die Aufgabe des „Verbrennungsmotors" übernehmen also die Energie für den Körper gewinnen. Fettsäuren dagegen brauchen ein Carnitin-Shuttle, also eine spezielle Transporthilfe, um in die Mitochondrien zu gelangen.

Weiterhin können die mit Fettsäure gebundenen Triglyceride nicht einfach die Blut-Hirn-Schranke überwinden, während die Ketone dabei keine Schwierigkeiten haben und so auch das Gehirn mit Energie versorgen.

Vorteile der Ketose gegenüber der Energieversorgung des Organismus mit Kohlenhydraten gibt es ebenfalls. Ist dein Körper erst einmal an diesen Zustand gewöhnt, benötigt dein Gehirn durchschnittlich nur noch 40 g Glukose anstatt bisher 120 g. Außerdem können sämtliche Zellen mit ausreichend Energie versorgt werden, auch wenn beispielsweise eine Insulinresistenz vorliegt.

Dies ist vor allem bei Diabetikern als sehr positiver Effekt festzuhalten.

Ketose – ein natürlicher Stoffwechselzustand

Doch auch wenn sich dieser Hungerstoffwechsel in deinen Ohren vielleicht sehr ungewöhnlich und vielleicht sogar unnatürlich oder ungesund anhören mag, ist es dennoch ein vollkommen natürlicher Stoffwechselzustand und im normalen Umfang auch absolut ungefährlich.

So haben bereits unsere Vorfahren - die Jäger und Sammler - in unseren gemäßigten Breiten während der Wintermonate wohl etwa 5 bis 8 Monate im Jahr ketogen gelebt. Auch jedes neugeborene Baby, das mit Muttermilch

gestillt wird, lebt auf natürliche Weise
ketogen.

Und das spielt gerade in den ersten
Lebenswochen sogar eine sehr wichtige
Rolle für die Entwicklung des Kindes, da
die Ketone eine große Bedeutung für das
Gehirn des Babys haben.

Die Ketonkörper sind hier nämlich nicht
nur für die Energieversorgung zuständig,
sondern liefern auch wichtige Bausteine
für dessen Entwicklung.

Ob bzw. ab wann ein Organismus jedoch
Ketonkörper bildet, ist individuell von
Person zu Person unterschiedlich.
Üblicherweise reicht es, wenn die
Kohlenhydrat-Zufuhr auf 50 g pro Tag
reduziert wird, es gibt aber auch
Menschen, die bereits bei 100 g
Kohlenhydrate pro Tag Ketone

produzieren, während bei anderen
wenigen Leuten die Grenze sehr viel
niedriger, bei nur etwa 20 g
Kohlenhydrate pro Tag liegt.
Hier muss jeder seine individuelle
Schranke selbst herausfinden, was vor
allem dahingehend wichtig ist, dass die
Ketose in einem normalen Bereich bleibt
und nicht gefährlich wird. Und auch wenn
dieser Bereich, der auch Ketoazidose
genannt wird, nur sehr selten erreicht
wird, kann er für den Fall, dass er eintritt,
sogar lebensbedrohlich werden.

Um dich jedoch nicht zu beunruhigen:
Kein gesunder Mensch wird eine
Ketoazidose entwickeln, da der
Organismus hierfür einen eigenen
Schutzmechanismus entwickelt hat.

Steigen die Ketonkörper nämlich über ein
bestimmtes Level an, so schüttet der

Körper Insulin aus, wodurch wiederum die Herstellung der Ketone gehemmt wird.

Die Gefahr, in den lebensbedrohlichen Zustand der Ketoazidose zu gelangen, betrifft ausschließlich die Personen, die kein körpereigenes Insulin produzieren, also hauptsächlich Diabetes Typ-1 Patienten.

Insulin ist dafür zuständig, dass Glukose aus dem Blut in die Körperzellen geschleust wird. Liegt ein Mangel dieses Hormons vor, werden auch die Zellen nur unzureichend mit Energie versorgt und im Gehirn die Ausschüttung von Adrenalin, Noradrenalin und anderen Hormonen angeregt.

Diese sorgen dafür, dass mehr
gespeichertes Körperfett abgebaut wird,
also der Körper noch mehr Ketonkörper
bildet. Auch ein Erreichen der Obergrenze
führt mangels des Hormons Insulin hier
nicht zum Stopp der Produktion.

Reichern sich die Ketone zu stark im
Körper an, so führt dies zu einer
Übersäuerung des Blutes, einer
sogenannten Azidose.

Symptome wie starker Durst,
Wasserverlust, trockene Haut und
Schleimhäute, Erbrechen, Benommenheit
und Störung des Bewusstseins sowie
Acetongeruch (vergleichbar mit dem
Geruch von Nagellack oder verfaulendem
Obst) in der Atemluft können die Folge
sein. Eine medizinische Behandlung ist
hier zwingend erforderlich.

Um allerdings dorthin zu gelangen,
müsste der Ketonkörper-Wert auf eine
Konzentration von über 15 – 20 mmol/l
erreichen, während bei einer normalen
nahrungsmittelbasierten Ketose ohne zu
hungern lediglich ein Wert von maximal
3,0 mmol/l erzielt werden kann.

Wie lassen sich die Ketone messen?

Doch die Konzentration von Ketonkörpern variiert von Person zu Person sehr stark, obwohl sie vielleicht die gleiche Diät machen, zum Beispiel aufgrund der jeweils individuellen Anpassungsfähigkeit und Aktivität des Stoffwechsels sowie genetischen Faktoren.

Du möchtest aber trotzdem wissen, ob du dich bereits in Ketose befindest oder willst überprüfen, wie hoch deine Ketonkörper-Konzentration ist? Das ist kein Problem, denn hier hast du mehrere Möglichkeiten – drei um genau zu sein: Atem, Blut oder Harn, also für jeden Ketonkörper-Typ eine Variante:

Aceton, das lediglich über die Lungen abgeatmet wird, kann genau dort auch gemessen werden, nämlich im Atem. Acetonacetat kann hingegen im Harn gemessen werden und die Konzentration von Beta-Hydroxybutyrat im Blut.

Zur Messung der Werte in deinem Atem musst du, ähnlich wie bei einem Alkoholtest, in ein Gerät pusten, das den Acetongehalt im Atem misst. Vergleichbar mit den anderen Methoden ist diese Variante aber recht ungenau und außerdem vergleichsweise teuer. Bei dem Test kannst du lediglich feststellen, wie viele Ketone verbraucht wurden, nicht jedoch, wie viel der Körper produziert hat.

Vor allem für Personen, die sich vornehmen, längere Zeit dabei zu bleiben, oder wenn sich mehrere Personen in einem Haushalt ketogen ernähren wollen, dann kann die Anschaffung eines solchen

Gerätes möglicherweise dennoch sinnvoll
sein.

Auch beim Bluttest musst du dir ein
Messgerät sowie Teststreifen kaufen, auf
denen du, ähnlich wie beim Blutzucker
messen, einen Tropfen Blut gibst, der
dann ausgewertet wird. Auch diese
Methode ist sehr teuer und kann mit ein
wenig Schmerzen verbunden sein, da du
dich hier selbst in den Finger pieken
musst. Da hierbei der Beta-
Hydroxybutyrat-Wert gemessen wird, ist
es auch die exakteste Methode und somit
für Personen, die sehr genau auf ihre
ketogene Ernährung achten müssen, gut
geeignet.

Wenn du jedoch erst auf die ketogene
Diät umsteigen möchtest und noch nicht
sicher bist, ob du lange durchhalten
kannst oder willst, oder du vielleicht nur
eine einmalige Diät machen möchtest,

empfehle ich dir den Urin-Test. Auch hier gibt es Geräte ähnlich denen eines Blutzuckertestes, diese sind allerdings nicht zwingend notwendig.

Es gibt auch die weitaus kostengünstigere und vergleichsweise mit wenig Aufwand und einfacher durchführbare Variante der sogenannten Ketosticks, die du in jeder Apotheke, im Drogeriemarkt oder im Internet kaufen kannst. Mit diesen Sticks kannst du deinen Urin auf Ketone überprüfen, wobei anhand einer Farbskala angezeigt wird, wie hoch die Konzentration ist. Je dunkler die Färbung, desto höher ist die Konzentration an Ketonkörpern im Urin.

Der Test zeigt dir aber hauptsächlich an, ob du eine Ketose erreicht hast, denn abhängig davon, wie viel oder wenig du beispielsweise trinkst, kann das Ergebnis leicht verfälscht werden.

Ich rate dir allerdings auch, dass du nicht übertrieben oft misst, denn das kann auch zur Belastung werden, wenn du nicht den gewünscht hohen Keton-Wert angezeigt bekommst.

Wichtig ist, dass du dich in der Ketose befindest und das am besten zu Beginn der Nahrungsumstellung überprüfst. Hast du dann regelmäßig ein positives Ergebnis, kannst du die Kontrollen auch wieder reduzieren, da du ja kaum mehr Kohlenhydrate zu dir nimmst und daher der Körper nur über die Ketose Energie gewinnen kann.

Auch wenn du einmal einen Tag schwach geworden bist und doch auf Kohlenhydrate zurückgegriffen hast, kannst du zum Wiedereinstieg in die ketogene Diät überprüfen, ob dein Körper bereits wieder auf den Hungerstoffwechsel umgestellt hat.

Ist die ketogene Diät auch für dich geeignet?

Wenn du dich nun fragst, ob die ketogene Ernährung für dich geeignet ist, dann kommt das ganz auf deinen gesundheitlichen Zustand an. Wenn du zum Beispiel abnehmen möchtest, aber ansonsten kerngesund bist, dann spricht nichts gegen eine Umstellung auf die kohlenhydratarme Diät.

Damit ist aber nicht nur die körperliche, sondern auch die psychische Gesundheit gemeint, denn du solltest nicht nur den Willen haben, durchzuhalten und das Gefühl spüren, ob dir die Ernährungsweise gut tut, sondern auch

Ist die ketogene Diät auch für dich geeignet?

darüber Bescheid wissen, wie du trotz Einschränkung des Nahrungsangebotes deinen Körper mit den notwendigen Nährstoffen versorgen kannst. Auch ist es notwendig, dich über eine Ernährung im Anschluss an die Diät zu informieren (wenn du diese nur für einen bestimmten Zeitraum durchführen magst), um im Anschluss nicht vom Jojo-Effekt frustriert zu werden.

Darüber hinaus wird diese spezielle Form der Ernährung auch bei bestimmten Formen der Epilepsie eingesetzt, die nur sehr schwer therapierbar sind, da Medikamente nicht anschlagen und Operationen nicht möglich sind.

Und auffällig hierbei ist, dass vor allem Babys und Kleinkinder damit behandelt werden, aber auch bei erwachsenen Personen kann die ketogene Diät einen positiven Verlauf auf die Krankheit haben.

Hier ist es aber unbedingt notwendig,
dass die Ernährungsumstellung und
Durchführung unter ärztlicher Aufsicht
erfolgt.

Auch als Sportler, wenn du dich gerade
auf einen Wettkampf vorbereiten sollst,
kannst du durch eine ketogene Diät einen
Leistungsschub erhalten, doch hier
solltest du dich nur auf einen begrenzten
Zeitraum konzentrieren und eventuell
eine Arzt hinzuziehen. Eine falsche
Ausführung der Ernährung kann nämlich
unter Umständen auch genau das
Gegenteil bewirken.

Es gibt aber auch ein paar
Personengruppen, für die die ketogene
Ernährung nur bedingt oder auch gar
nicht geeignet ist und dazu zählen unter

anderem Menschen, die an
Stoffwechselstörungen leiden:

• Leidest du beispielsweise an Typ 1
  Diabetes und produzierst kein Insulin,
  kann dies sehr gefährlich, ja, sogar
  lebensbedrohlich werden, wenn der
  Ketonkörperspiegel in deinem Körper
  so hochsteigt, dass du in eine
  Ketoazidose fällst.

  Aber unter ärztlicher Betreuung ist es
  durchaus möglich, dass du eine
  moderate Form der ketogenen
  Ernährung durchführst, denn so kannst
  du auch unter einem Vorteil dieser
  Diät profitieren, da du so weniger
  Zucker im Blut hast. Auch das zu
  spritzende Insulin wirst du dadurch
  reduzieren können.

- Weitere Erkrankungen sind beispielsweise ein Mangel an HMG-CoA-Synthase, Pyruvat-Carboxylase oder Carnitin-Transporterdefekte. Deren Auslöser sind Stoffwechsel-Funktionsstörungen hormoneller, enzymatischer oder erblich bedingter Art. Diese Störungen können möglicherweise dazu führen, dass Ketone nicht gebildet oder verwertet werden können.

  Der Körper könnte also in diesem Falle keine Energie gewinnen, was die ketogene Ernährung in hier höchst problematisch macht.

- Weiterhin ist es nicht zu empfehlen, fast vollständig auf Kohlenhydrate zu verzichten, wenn du an einer schweren Erkrankung der Leber, der Bauchspeicheldrüse oder an

Ist die ketogene Diät auch für dich geeignet?

---

fortgeschrittener Niereninsuffizienz leidest.

Hier solltest du mit deinem Arzt besprechen, ob und inwieweit eine ketogene Diät sinnvoll bzw. möglich ist.

- Vorsichtig sollten du auch sein, wenn du eine frischgebackene Mutter bist und dein Baby stillst:

Einerseits hilft zwar eine ketogene Diät bei gleichbleibend reichhaltiger Ernährung dabei, das Körpergewicht zu kontrollieren und gegebenenfalls zu reduzieren. Außerdem erhalten du und dein Kind weiterhin alle wichtigen und notwendigen Nährstoffe, die für die Entwicklung deines Babys notwendig sind. Die Entwicklung wird dadurch grundsätzlich nicht beeinträchtigt.

Ist die ketogene Diät auch für dich geeignet?

Da aber dein Baby eine gewisse Menge an Kohlenhydraten benötigt, um sich gesund entwickeln zu können, verbrauchst / verlierst du als Mutter beim Stillen ebenfalls eine höhere Menge an Zucker als normal. Um eine Mangelernährung und Entwicklungsstörungen zu vermeiden, solltest du dich nicht strikt ketogen ernähren, sondern täglich eine angemessene Menge an Kohlenhydraten zu dir zu nehmen. Am besten besprichst du deine Ernährungsweise mit einem Arzt, um weder dir selbst noch deinem Baby zu schaden.

Vorteile der ketogenen Ernährung

Das sind doch eine ganze Reihe von Personengruppen, die bei der Umsetzung der ketogenen Diät vorsichtig sein sollten bzw. für die diese Ernährung nicht geeignet sind. Wenn du aber in den Kreis der geeigneten Personen gehörst, dann kannst du dich freuen, denn diese Ernährung hat eine Vielzahl positiver Auswirkungen auf deinen Körper, von denen du profitieren kannst.

Vielleicht ist gerade deshalb die ketogene Ernährungsweise so bekannt und beliebt geworden. Und auch wenn diese Form der Verpflegung kein Allheilmittel sein mag, gibt es, anders als bei einem Großteil der Diäten, dennoch genug

41

Untersuchungen, um seine vielen positiven Einflüsse auf den Körper und die Gesundheit zu zeigen. Neben den vorteilhaften Auswirkungen bei Übergewicht kann die ketogene Diät unter anderem auch dabei helfen, einen schlechten Cholesterinspiegel zu regulieren und den Stoffwechsel anzukurbeln.

Außerdem zeigt sie günstige Effekte bei chronischen Krankheiten wie Herzerkrankungen, Bluthochdruck, Alzheimer, Diabetes und einigen anderen. Doch auch als gesunder Mensch profitierst du von den reichlichen Vorteilen bei der ketogenen Ernährung, die dafür sorgen kann, dass du dich gesünder, vitaler und fitter fühlst:

Power im Alltag

Nicht nur durch die Abnahme von Gewicht kann dir die ketogene Ernährung helfen, mehr Power im Alltag zu haben, auch so wirst du schnell merken, dass du dich einfach belastbarer und fitter fühlst.

Bei normaler Ernährung gewinnt der Körper seine Energie, die notwendig ist, damit der Organismus funktioniert, aus den Kohlenhydraten, die hauptsächlich nach einer Nahrungsaufnahme vorhanden sind. Die Energiezufuhr erlebt also immer wieder Spitzen und Tiefpunkte und bei jedem der Tiefpunkte fordert der Körper mehr: Wir haben wieder Hunger.

Ein Organismus in Ketose hingegen bezieht die Energie, aus den Ketonkörpern, die durch den Umbau von Nahrungs- und Körperfett produziert werden. Fett ist im Körper immer mehr als genug vorhanden, weshalb es sich hier um eine sehr zuverlässige Energiequelle handelt.

Das Auf und Ab der Energieversorgung gehören der Vergangenheit an, der Körper hat ständig ausreichend Energie und verhilft dir zu mehr Power im Alltag.

Weniger Hunger

Durch die extrem kohlenhydrat- also zuckerarme Ernährung wird der Blutzucker- und Insulinspiegel im Körper reduziert und stabilisiert. Der schnelle Anstieg dieser beiden Werte beim Essen und der darauffolgende schnelle Abfall mit dem erneuten Gefühl von Hunger sind somit Geschichte von gestern. Dein Hungergefühl sinkt dadurch ab.

Außerdem wirst du bei der ketogenen Ernährung durch die sehr fette Nahrung

44

länger ein Sättigungsgefühl verspüren. Die so gefürchteten Heißhungerattacken und der bei anderen Diäten ständig vorhandene Hunger gehören der Vergangenheit an.

Gewichtsreduktion

Dieser extrem positive Effekt der ketogenen Diät führt zu einem weiteren sehr günstigen und bekannten Vorteil, der auch schon in dessen Namen steckt: „Diät". Diese Ernährungsform kann dir dabei helfen, überschüssige Pfunde loszuwerden und dich von deinem Übergewicht zu befreien.

Das Gute daran ist, dass du grundsätzlich keine Kalorien zählen oder aufwändige Diät-Gerichte, Smoothies oder ähnliches vorbereiten musst.

Dadurch, dass du deinem Körper seine regelmäßige Energiequelle - die Kohlenhydrate - nimmst, ist er dazu gezwungen, sich anders mit Energie zu versorgen. Er wird die körpereigenen Fettreserven in Ketonkörper umbauen, die dem Organismus als „Kraftstoff" dienen.

Anstatt also über die Nahrung aufgenommene Kohlenhydrate zu verbrennen und überschüssiges Fett einzulagern, werden vorhandene Reserven abgebaut, was sich wiederum auf der Waage bemerkbar macht.

Auch wenn es anfangs durchaus einmal ein bis zwei Wochen dauern kann, bis die ersten Ergebnisse messbar feststellbar sind, ist die ketogene Diät dennoch empfehlenswerter als herkömmliche Low-Fat-Diäten, bei denen man in sehr kurzer Zeit sehr viel Gewicht verliert.

46

Denn diese schnelle Gewichtsabnahme ist hauptsächlich auf den Wasserverlust und den Abbau der Muskelmasse des Körpers zurückzuführen, was dann, wenn man sich wieder normal ernährt, zu dem unerwünschten Jojo-Effekt führt.

Studien haben sogar ergeben, dass man bei der ketogenen Diät trotz der sehr fettreichen Nahrung effektiver und sehr viel mehr, teilweise sogar mehr als doppelt so viel Gewicht abnehmen kann, als bei gewöhnlichen Diäten, bei denen man auf eine fett- und kalorienreduzierte Ernährung achtet.

Hier spielen auch die verbesserte Insulinsensibilität und der niedrigere Blutzuckerspiegel eine wichtige Rolle für den Erfolg der ketogenen Ernährung, da so die gefürchteten Heißhungerattacken vermieden werden.

Stabiler Blutzuckerspiegel

Durch die kohlenhydratarme Ernährungsweise wird der Stoffwechsel nicht nur in Schwung gebracht, sondern auch flexibler. Der Körper kann also leichter zwischen Fett und Zucker als Energielieferant wechseln. Ein Organismus in Ketose hat einen stabil niedrigen Blutzucker und kommt daher sehr viel leichter mit langen Essenspausen zurecht, da auch das Gehirn durch die Ketonkörper gut versorgt wird.

Auch die negativen Effekte wie Heißhungerattacken, Schwindel, Müdigkeit oder schlechte Laune bleiben nach der Umstellungsphase aus.

Positiver Einfluss auf Herzkrankheiten
Der stabil niedrige Blutzuckerspiegel und die Reduktion an Körperfett wirken sich positiv auf den Blutdruck aus und

48

verbessern auch den HDL-Cholesterinspiegel. Eselsbrücke: **H**ab **D**ich **L**ieb Cholesterin ;)

Sind die beiden Werte jedoch im Ungleichgewicht, so können sie für Herzkrankheiten verantwortlich sein.

Verbessertes Hautbild

Der durch den Verzicht von Zucker niedrig gehaltene Blutzucker- und Insulinspiegel kann sich auch äußerst positiv auf das Hautbild auswirken und für ein schöneres Hautbild sorgen.

Linderung oder gar Heilung von Diabetes Typ 2

Die ketogene Ernährung wirkt sich auch äußerst positiv auf die Zuckerkrankheit aus. Von dieser Volkskrankheit gibt es zwei verschiedene Varianten: Einerseits existiert Diabetes als Autoimmunkrankheit, bei der sich das körpereigene Abwehrsystem gegen die Zellen in der Bauchspeicheldrüse richten, die Insulin produzieren.

Andererseits gibt es den Diabetes Typ 2, bei dem die Körperzellen unempfindlich gegenüber Insulin werden, sie sind also insulinresistent. Das führt dazu, dass der Zucker im Organismus nicht so verarbeitet werden kann, wie bei einem gesunden Menschen und dadurch der Blutzuckerspiegel im Körper ansteigt.

Und hier kommt die ketogene Ernährung ins Spiel: Diese wirkt sich nicht nur wie oben festgestellt sehr positiv auf das Körpergewicht aus (Übergewicht wird mitunter als Ursache für Diabetes Typ 2 angesehen). Dadurch, dass kaum mehr Zucker über die Nahrung aufgenommen wird, kann eine Reduktion der

Insulinresistenz um bis zu 75 % erreicht werden, wie diverse Studien gezeigt haben.

Eine deutliche Linderung der Krankheit mit der einhergehenden Minimierung der Medikamentendosis oder sogar deren gänzlicher Heilung können die sehr positive Folge einer strikten ketogenen Diät sein.

Wenn du unter Diabetes Typ 2 leidest, sprich aber eine Ernährungsumstellung bitte immer mit deinem behandelnden Arzt ab, um deine Medikation sinnvoll einstellen zu können und deinen Krankheitsverlauf besser kontrollieren zu können.

Linderung und Prävention von Alzheimer

Im Rahmen der Alzheimer-Forschung wurde festgestellt, dass bei Patienten, die unter dieser Krankheit leiden, ähnlich wie bei den Diabetes Typ-2 Patienten eine Insulinresistenz vorliegt, allerdings im Gehirn.

Der Zucker im Blut kann also von den Zellen im Gehirn nicht in ausreichender Form aufgenommen werden, was zu einer Unterversorgung der Neuronen aufgrund des Glukosemangels führt.

Eine Umstellung auf die ketogene Ernährung kann nun zwei sehr positive Effekte haben. Einerseits wird durch die extrem kohlenhydratarme Ernährung die Insulinresistenz der Zellen vermindert und die Insulinsensitivität verbessert. Hiervon ist nicht nur der Körper, sondern auch das zentrale Nervensystem und damit das Gehirn begünstigt.

Andererseits werden im Organismus Ketone gebildet, die wiederum den Krankheitsverlauf positiv beeinflussen können. Die Ketonkörper haben nämlich die praktische Eigenschaft, die Blut-Hirn-Schranke passieren zu können und gleichzeitig benötigen sie kein Insulin, um in die Zellen transportiert zu werden.

Das bedeutet also, das Ketone in der Lage sind, auch den insulinresistenten Zellen im Gehirn als Energielieferanten zu dienen.
Dadurch können zwar bereits beschädigte Gehirnzellen nicht wiederhergestellt werden, aber dadurch ist es zumindest möglich, die geschwächten Zellen zu unterstützen und zu stärken.

So ist es laut klinischen Untersuchungen möglich, durch die ketogene Diät kognitive Leistungen zu verbessern und sogar in Einzelfällen verloren gegangene

Fähigkeiten wiederherzustellen.

Für eine entsprechende Ernährungsumstellung sollte aber unbedingt ein Arzt hinzugezogen werden.

Weiterhin gibt es unter Forschern die Annahme, dass eine ketogene Ernährung auch vorsorglich präventiv vor der Erkrankung an Alzheimer schützen kann, insbesondere da bestimmte Fettsäuren aus der fetthaltigen Nahrung das Gehirn beim Lernen unterstützen.

Therapie bei Formen der Epilepsie

Auch für Epilepsie-Patienten besteht Hoffnung, vor allem für diejenigen, bei denen Medikamente nicht ausreichend anschlagen und bei denen auch ein chirurgischer Eingriff nicht in Frage kommt.

54

Die ketogene Diät wird bei verschiedensten Anfallsformen, Auslösern und Altersbereichen zur Behandlung von Epilepsie angewendet. Vor allem wird die Ernährungsmethode bei Patienten bis zum Jugendalter angewendet, denn aus bisher unbekannten Gründen verliert die ketogene Diät mit zunehmendem Alter der Patienten an Wirkung, weshalb es schwieriger wird, gleichbleibende Ergebnisse zu erzielen.

Dennoch zeigen Studien, bei denen Patienten im Alter von 2 bis 26 Jahren, die bei ketogener Diät therapeutisch betreut wurden, dass auch ältere Patienten von dieser Ernährungsmethode durchaus noch profitieren.

Alle Patienten litten nur noch seltener oder gar nicht mehr an den unkontrollierten Krampfanfällen und auch, wenn die Ernährung über mehrere

Jahre hinweg durchgeführt wurde, entstanden für die Personen keine körperlichen oder medizinisch feststellbaren Nachteile.

Eine ketogene Ernährung bei Epilepsie macht vor allem dann Sinn, wenn die Anfälle durch eine Unterzuckerung des Gehirns ausgelöst werden, da die Ketonkörper mehr Energie enthalten und langsamer verbrannt werden, als die aus Kohlenhydraten gewonnene Glukose. Durch die Verwendung der Ketone als Energielieferant tritt die Unterzuckerung deutlich langsamer ein und kann auf natürliche Weise kompensiert werden, sodass die Anfälle unterbleiben.

Auch bei Epilepsieformen wie beispielsweise dem Rett-Syndrom, dem Landau-Kleffner-Syndrom und dem Ohtahara-Syndrom konnten sehr gute Einzelfallerfahrungen gemacht werden.

56

Positive Effekte bei Multipler Sklerose und Parkinson

Auch bei Nervenerkrankungen wie Multiple Sklerose (chronische Entzündung des Nervensystems) oder Parkinson (Absterben bestimmter Nervenzellen im Gehirn) wurde in den bisher durchgeführten kleineren Studien festgestellt, dass aufgrund der effizienteren Energiegewinnung mit den Ketonen bei den Patienten eine sehr positive Wirkung eintreten kann.
Für beide Krankheiten gibt es keine Heilung, weshalb bei einer Behandlung eine Aufrechterhaltung der Lebensqualität des Patienten das Hauptziel ist:

Forscher sehen es als mögliche Erklärung, dass durch die verbesserte Energieversorgung und -verwertung die Gehirnzellen gestärkt werden, sie die

Stoffwechselprozesse besser vertragen und dadurch deren Absterben verhindert werden kann.

Außerdem hat die ketogene Ernährung den Vorteil, dass Entzündungsprozesse im Körper gelindert werden können, wenn Fett anstatt Kohlenhydrate als Energiequelle genutzt wird. Dieser positive Einfluss kommt vor allem Patienten mit Multiple Sklerose sehr zugute.

Auch der Schutz, den die Zellen durch die Ketonkörper erhalten, ist eine sehr positive Auswirkung der extrem kohlenhydratarmen Ernährung. Wenn der Organismus nämlich Zucker als Energielieferant verwendet, dann entstehen bei der Verbrennung so genannte freie Radikale.

Dies sind kleine hochreaktive Teilchen, die die einzelnen Zellen, unter anderem auch die Nervenzellen, schädigen können. Bei der Verbrennung von Ketonkörper als Energielieferant hingegen werden keine freien Radikale freigesetzt, eine Schädigung der Nerven- und anderer Körperzellen bleibt daher weitgehend aus.

Aufgrund seiner besseren Energieeffizienz der Ketone wird auch das Gehirn mit mehr Energie versorgt. Zudem nehmen Forscher an, dass auch die Neubildung von Mitochondrien, also von Verbrennungsmotoren, angeregt wird. Mehr Verbrennungsmotoren führen zu mehr Energie und dadurch auch zu einer besseren Versorgung des Organismus, der (Nerven-)Zellen und des Gehirns mit Energie.

Mehr Konzentration

Aber nicht nur für die Unterstützung und die Behandlung bei Krankheiten, die das Gehirn betreffen, ist die ketogene Ernährungsweise vorteilhaft. Auch gesunde Menschen profitieren von einer entsprechenden Diät, denn auch sie können ihre geistige Leistungsfähigkeit steigern.

Dies liegt nicht nur an der Tatsache, dass es kein Auf und Ab in der Energieversorgung mehr gibt, sondern eine stabile Versorgung durch eine immer vorhandene ausreichende Menge an Ketonkörpern. Auch die sehr viel effizientere Energieverbrennung der Ketone und die Anregung der Neubildung von Mitochondrien können die geistige Leistungsfähigkeit steigern und die Konzentrationsfähigkeit über einen längeren Zeitraum erhöhen.

60

Begünstigender Einfluss auf Krebs

Um das Ergebnis vorne Weg zu nehmen:

Kein Tumor lässt sich alleine durch die Ernährung besiegen, aber Wissenschaftler haben die Erkenntnis gewonnen, dass man den Krankheitsverlauf damit durchaus positiv beeinflussen kann. So ist es möglich, dass das Wachstum der bösartigen Zellen durch eine extrem kohlenhydratarme und sehr fettreiche Diät verlangsamt oder gar gehemmt wird.

Tumorerkrankungen sind nach Herz-Kreislauf-Erkrankungen die zweithäufigste Diagnose in Deutschland. Das Problem daran ist, das Krebs keine homogene Erkrankung ist, sondern es eine Vielzahl von verschiedenen Arten gibt, die unterschiedliche Organe und Zellstrukturen betreffen.

Jede der über 200 verschiedenen bisher bekannten Tumorarten hat daher unterschiedliche Auswirkungen auf den Organismus, einhergehend mit den verschiedensten Symptomen und Beschwerden.

Doch so unterschiedlich der Krankheitsverlauf von Mensch zu Mensch auch sein mag, so haben alle Krebszellen doch eines gemeinsam: Sie sterben nicht wie normale Zellen, die grundsätzlich kontrolliert auf- und anschließend wieder abgebaut werden.

Im Gegenteil können Tumorzellen sich ungehindert vermehren, wachsen und (im Gegensatz zu normalen Zellen) sogar benachbarte Gewebe befallen. Über die Blutbahn können die bösartigen Zellen andere Organe befallen und dort Metastasen bilden.

Und natürlich gehen all diese Prozesse zu Lasten des Organismus, da die Krebszellen sogar in der Lage sind, den körpereigenen Stoffwechsel zu ihren Gunsten zu verändern. So bilden sie beispielsweise Botenstoffe, mit denen der Proteinabbau bis auf das Doppelte eines gesunden Menschen gesteigert werden kann, was wiederum zum sogenannten Wasting führt, also dem erhöhten Abbau von Muskeleiweiß. Ebenso wird durch den Krebs die Glukoseverwertung deutlich reduziert und der Abbau von Körperfett entsprechend gesteigert.

Andere durch die Tumorzellen gebildete Botenstoffe sorgen dafür, dass die Betroffenen an Veränderungen des Geschmacksempfindens und an Appetitverlust leiden. Auch die Krebstherapie selbst hat oftmals einen schweren nachteiligen Einfluss auf den Ernährungszustand des Patienten und kann neben Schmerzen auch zu weiteren sehr belastenden Nebenwirkungen wie Anorexie (tumorbedingter Appetitverlust) und Kachexie (Auszehrung) führen.

Letzteres ist bei bösartigen Tumoren die zweithäufigste Todesursache, weshalb behandelnde Ärzte bei der Krebstherapie auch immer einen stabilen Ernährungszustand erreichen wollen. So kann nicht nur die Lebensqualität des Patienten während der Behandlung verbessert, sondern auch die Nebenwirkungen gelindert und Infektionsrisiken eingedämmt werden.

Und genau hier kommt die ketogene Ernährung ins Spiel, denn Krebszellen lieben Zucker. Sie vergären ihn, sprich sie verstoffwechseln ihn fast ohne Sauerstoff, selbst wenn er zur Verfügung stünde, um Energie zu gewinnen. Auf diese Weise gewinnen die bösartigen Zellen nicht nur

Energie, sondern das Endprodukt der Verstoffwechselung von Glukose dient gleichzeitig als deren Schutz.

Damit dieser Stoffwechsel der Tumorzellen funktionieren kann ist auch der Proteinverbrauch um ein Vielfaches höher als bei einem gesunden Menschen, während Fette und Fettsäuren durch die Krebszellen kaum abgebaut und verwertet werden. Bei zunehmender Ausbreitung des Tumors und bei zunehmender Aggressivität wird auch gleichzeitig immer mehr Glukose für dessen Wachstum benötigt.

Stellt man nun auf die ketogene Diät, also auf eine extrem fettreiche und gleichzeitig kohlenhydratarme Nahrung um, wird den Tumorzellen damit ihre Nahrung und einzige Energiequelle genommen.

Dadurch kann nicht nur das Wachstum der bösartigen Zellen gehemmt werden, es wird sogar angenommen, dass dadurch der Zelltod der Krebszellen herbeigeführt werden kann. Außerdem verhindern die Ketonkörper, dass körpereigenes Eiweiß abgebaut wird, was dem viel gefürchteten Muskelschwund vorbeugt. Spezielle Fettsäuren wirken darüber hinaus entzündungshemmend, was sich ebenfalls positiv auf die Entwicklung des Krankheitsverlaufes auswirken kann.

Weiterhin gibt es im Körper kaum mehr Insulinspitzen, ein Hormon, dem zugesagt wird, dass es das Krebswachstum fördert.

Und auch wenn es bisher noch keine Langzeitstudien zu diesen Erkenntnissen gibt, so haben Wissenschaftler dennoch Hoffnung, dass durch die ketogene Ernährungsweise ein Fortschreiten von Krebserkrankungen verlangsamt oder

66

sogar aufgehalten werden kann.

Jedenfalls sollte eine entsprechende Diät
nur unter strenger ärztlicher Beobachtung
durchgeführt werden, um mögliche
unerwünschte Wirkungen für den
Patienten auszuschließen.

Was darf ich noch zu mir nehmen?

Eigentlich würdest du jetzt richtig gerne auf ketogene Ernährung umstellen, weil du beispielsweise abnehmen oder von den anderen sehr positiven Eigenschaften dieser Diät profitieren möchtest?

Doch im Grunde genommen hast du keine Ahnung, wie das geht, weil du dich nicht so gut damit auskennst, welche Nährstoffe in welchen Lebensmitteln enthalten sind und vor allem welche Nahrungsmittel du meiden solltest, damit du nur wenige Kohlenhydrate zu dir nimmst?

Keine Sorge, denn in diesem Kapitel habe ich dir das Wichtigste darüber

68

zusammengefasst, was noch erlaubt ist, und was du besser meiden solltest.

Generell hatten wir ja festgestellt, dass du bei der ketogenen Ernährung extrem wenig Kohlenhydrate zu dir nehmen darfst. Lebensmittel, die einen hohen Gehalt an Zucker oder Stärke enthalten, sind also tabu. Du solltest also folgende Nahrungsmittel und Getränke von deinem Speiseplan streichen:

✗ Getreide und Getreideprodukt: Reis, Müsli, Nudeln, Haferflocken, Grieß, Couscous usw.

✗ Hülsenfrüchte: Bohnen, Erbsen, Linsen, Kichererbsen usw.

✗ Wurzel- und Knollengemüse: Kartoffeln, Yuka, Süßkartoffeln, Karotten, Pastinaken, Rüben, Zwiebeln usw.

✘ Obst: Viele Obstsorten enthalten viel zu viel Fruchtzucker, um für die ketogene Diät geeignet zu sein.
Es gibt aber Ausnahmen, so kannst du beispielsweise Avocados und sogar die meisten Beeren in mäßiger Menge essen, Blaubeeren, Himbeeren oder Brombeeren sind dafür beispielsweise recht gut geeignet.

✘ Zuckerhaltiges: Kuchen, Gebäck, Süßigkeiten, Softdrinks, Säfte und zuckerhaltige Getränke usw.

✘ Fertiggerichte, -soßen und -gewürzmischungen: Diese enthalten meistens sehr viel Zucker

✘ Ungesunde Fette: Industriell verarbeitete Öle oder Mayonnaise solltest du von deinem Speiseplan streichen

✗ Fettarme Diätprodukte: Diese enthalten meistens mehr Zucker als normale Produkte, um den Geschmacksverlust auszugleichen, außerdem sind bei der ketogenen Ernährung gerade fetthaltige Produkte gewünscht

✗ Zuckerfreie Diätprodukte: Hier sind oftmals Zuckeralkohole enthalten, die der Produktion von Ketonkörpern entgegenwirken können

Das sind schon eine ganze Menge an Produkte, auf die du bei der ketogenen Ernährung verzichten musst. Doch was kann ich dann überhaupt noch essen? Diese Frage stellt sich zurecht.

Aber keine Angst, es bleiben auch noch eine ganze Reihe an Lebensmittel übrig, die du genießen kannst:

71

✓ Fleisch: Hier hast du eine sehr große Auswahl, denn du kannst alles von Rind-, Schweine-, Kalb- und Lammfleisch, einschließlich Speck, Schmalz und anderen tierischen Fetten unbesorgt essen. Auch Geflügelfleisch von Ente, Huhn, Pute, Truthahn und anderen Vögeln kannst du auf deinen Speiseplan schreiben.

Vorsichtig solltest du dagegen bei verarbeiteten Fleischwaren sein, da diesen oftmals Zucker beigemischt wird, also Finger weg von Schinken oder Wurst.

Auch auf Transfettsäuren (die bei der chemischen Härtung von Fetten entsteht, sie finden sich beispielsweise in Chips, Pommes, Fast Food, Nuss-Nougat-Cremes und in einigen Margarinen oder Streichcremes) und hydrierte Öle (zu gesättigten Fettsäuren raffinierte oder gehärtete Öle und Fette) solltest du verzichten.

✓ Fisch und Meeresfrüchte: Achte darauf, dass es sich um fettigen, wild gefangenen Fisch und nicht um Fischprodukte wie beispielsweise Fischstäbchen oder panierten Fisch handelt, da letztere einen recht hohen Kohlenhydrat-Anteil enthalten.

Folgende Fischarten sollten aber unbedingt auf deinem Speiseplan stehen:

Thunfisch, Forelle, Lachs, Makrele oder Kabeljau. Auch Austern, Muscheln und andere Meeresfrüchte eignen sich hervorragend für die ketogene Ernährung, da diese einen sehr geringen Anteil an Kohlenhydraten enthalten, dafür aber reichhaltig an Proteinen, hochwertigen Fetten und Fettsäuren wie den Omega-Fettsäuren sind.

73

✓ Milchprodukte: Achte darauf, dass du hier nur fetthaltige Milchprodukte verwendest, also beispielsweise Butter, Sauerrahm, Sahne, Ghee oder griechischen Joghurt. Auch fettreiche Käsesorten, wie unter anderem Ziegenkäse, Frischkäse, Mozzarella, Cheddar usw. kannst du ohne Bedenken essen.

Auf fettarme oder Light-Produkte solltest du jedoch unbedingt verzichten, da diesen oftmals Zucker für einen besseren Geschmack zugesetzt werden, sie enthalten zu viele Kohlenhydrate und viel zu wenig Fett!

✓ Eier: Dieses tierische Produkt kannst du in allen erdenklichen Formen genießen: Egal, ob als Rührei, Spiegelei, Frühstücksei, Omelett oder auf welche Weise auch immer du es zubereiten

magst, davon kannst du nicht zu viel
essen.

✓ Gemüse: Nicht nur bei der normalen
Ernährung, auch bei der ketogenen Diät
ist Gemüse ein sehr wichtiger Bestandteil
einer ausgewogenen Ernährung.

Allerdings gibt es hier einiges zu
beachten. So solltest du wie oben bereits
erwähnt auf unterirdisch wachsende
Gemüsesorten, also Knollen- und
Wurzelgemüse verzichten. Vielmehr
darfst du auf blättrige und grüne
Gemüsesorten zurückgreifen, also
beispielsweise auf Spinat, Romanesco,
Kohlrabi, Brokkoli, Wirsing, Blumen-,
Weiß-, Rot-, Rosen- oder Chinakohl.

Aber auch Artischocken, Sellerie, Eisberg-,
Endivien-, Feld-, Kopf- oder Romanosalat,
Gurken, Spargel oder Zucchini sind unter
anderem erlaubt.

✓ Samen, Kerne und Nüsse: Diese Lebensmittel enthalten einen recht hohen Fettanteil und sind damit für die ketogene Ernährung äußerst geeignet.

Da man Nüsse, Kerne und Samen aber gerne als Knabberei nebenher zum Beispiel beim Fernsehen isst, sollte man unbedingt zuvor seine tägliche Ration festlegen. Gib diese in eine Schüssel, die du gerne auf dem Tisch stehen lassen kannst, packe aber den Rest so weg, dass du nicht Gefahr läufst, ständig davon zu nehmen.

Besonders gut eignen sich Mandeln, Wal-, Hasel-, Para-, Cashew-, Makadamia- und Erdnüsse, Kürbis-, Pinien- und Sonnenblumenkerne, Chia-, Flachs- und Leinsamen. Aber auch Esskastanien, rohe Pistazien oder ungesüßte, getrocknete Kokosnuss kannst du auf deinen Speiseplan schreiben.

76

✓ Gesunde Öle: Um den täglichen hohen Fettanteil der ketogenen Diät zu erreichen, kannst du gerne auch auf gesunde Öle wie Beispielsweise Avocadoöl, natives Olivenöl oder Kokosöl zurückgreifen.

✓ Gewürze und Kräuter: Damit das Essen nicht einseitig und langweilig wird, darfst du dein Essen gerne nach Belieben mit Gewürzen wie Salz und Pfeffer, aber auch mit den verschiedensten Kräutern würzen. (Brunnen-) Kresse, Schnittlauch, Basilikum, Thymian und Oregano sind hier nur einige beliebte Beispiele.

Verzichte jedoch auf fertige Gewürzmischungen, da diese meistens Zucker enthalten.

✓ Tee oder Kaffee: Wenn du deinen Tag nicht ohne Tee oder Kaffee beginnen kannst / möchtest, ist das kein Problem, Du solltest nur darauf achten, dass die Getränke ungesüßt sind. Anstatt Milch kannst du gerne etwas Sahne in deinen Tee oder Kaffee hinzugeben.

✓ Zartbitterschokolade: Auch auf Schokolade musst du nicht vollständig verzichten, aber du solltest auf keinen Fall auf weiße oder Vollmilchschokolade zurückgreifen.

Viel besser dagegen ist Zartbitterschokolade und hier gilt, je dunkler sie ist, desto weniger Kohlenhydrate hat sie und desto größer dürfen die Stückchen ausfallen, die du genießen möchtest.

Außerdem gelten die Bitterstoffe in der Zartbitterschokolade als Appetitzügler, was dir vor allem auch bei der Diät zu Gute kommt.

78

Was darf ich noch zu mir nehmen?

✓ Alkohol: Und was ist, wenn du auf eine
Geburtstagsfeier, Hochzeit oder eine Party
gehen möchtest? Denn schließlich wird
auf solchen Festen auch immer Alkohol
getrunken. Nun, im Grunde genommen
verträgt sich Alkohol und Abnehmen nicht
sehr gut, da Alkohol verhindert, dass
Ketonkörper gebildet werden und daher
bringt Alkohol die Fettverbrennung zum
Erliegen.

Dennoch solltest du dich bei solchen
Veranstaltungen nicht ausschließen, da
dir die Diät sonst bald keinen Spaß mehr
macht und du die Ernährungsform wieder
verwirfst, was noch weniger sinnvoll ist.

Wenn du also nun Alkohol trinken
möchtest, dann kannst du durchaus auch
auf ein paar Dinge achten. Insbesondere
solltest du auf Alkohol verzichten, der
vergleichsweise recht viele Kohlenhydrate
enthält. Hierzu zählen süße, liebliche und

halbtrockene Weine, Biere, Liköre, Mixgetränke und Cocktails.

Sinnvoller ist es hier, auf härtere Sachen zurückzugreifen, auch wenn Schnäpse eigentlich aus Fruchtzucker, Getreide oder Kartoffeln hergestellt werden. Allerdings wird während des Prozesses der Fermentierung der Zucker größtenteils in Alkohol umgewandelt, weshalb der Kohlenhydrat-Anteil auch vergleichsweise gering ist.

Du kannst also Rum, Gin, Tequila, Whiskey oder Wodka in dein Glas füllen. Auch gibt es verschiedene trockene Rot- und Weißweine, die recht wenig Kohlenhydrate enthalten.

Wie stelle ich am besten meine Ernährung um?

So, jetzt weißt du, was du noch alles konsumieren darfst und worauf du bei Lebensmittel und Getränken achten solltest. Doch wie um alles in der Welt soll das funktionieren? Wie kannst du bloß Deine Ernährung am besten auf eine ketogene Diät umstellen?

Nun, im Grunde genommen ist das nicht allzu schwierig, wenn du weißt, worauf es ankommt und was du beachten solltest. Um dich bei der Umstellung zu unterstützen, habe ich dir eine mögliche Vorgehensweise und einige Tipps zusammengestellt, damit du erfolgreich

Wie stelle ich am besten meine Ernährung um?

von den positiven Auswirkungen der kohlenhydratarmen Ernährung profitieren kannst:

Planung

Bevor du mit der ketogenen Diät beginnst, solltest du dir zunächst darüber im Klaren sein, was du damit erreichen möchtest. Beispielsweise, ob du einfach nur gesünder leben möchtest, oder, ob du gleichzeitig auch noch Gewicht reduzieren willst.

Sollte letzteres der Fall sein, dann ist es nicht ausreichend, zu wissen, dass du abnehmen möchtest, sondern du solltest dir darüber klarwerden, wie schnell du die Pfunde purzeln lassen willst. Denn du musst auch wissen, dass du dir und deinem Organismus sicherlich keinen Gefallen damit tust, wenn du zu wenig isst

82

Wie stelle ich am besten meine Ernährung um?

und damit die Kalorien und den Nährstoffgehalt zu stark reduzierst.

Im Gegenteil können dann Mangelerscheinungen auftreten und anstatt besser wirst du dich im Endeffekt wohl eher schlechter, schlapper und weniger leistungsfähig fühlen.

Als Faustregel gilt hier, dass du den Bedarf an Nährstoffen maximal um 10 bis 20 % von deinem Normal-Tagesbedarf reduzieren solltest. Und wenn du jedoch keine Ahnung hast, wie viel das denn nun tatsächlich sein soll, dann nimm als Anhaltspunkt etwa 26 Kalorien pro Kilogramm Körpergewicht.

Weniger als diesen Wert solltest du nicht zu dir nehmen, um nicht in die Mangelernährung zu geraten.

Wie stelle ich am besten meine Ernährung um?

Außerdem solltest du vor allem nach der Umstellungsphase darauf achten, dass deine aufzunehmende Nahrung das richtige Verhältnis aus Fett, Proteinen und Kohlenhydraten hat, um die ketogene Ernährung effektiv und gesund umsetzen zu können.

Lass dir Zeit

Vor allem, wenn du eine kleine Naschkatze bist und zwischendurch gerne mal eine Süßigkeit oder einen Snack isst, kann es durchaus sehr schwierig sein, von jetzt auf gleich auf sämtliche Kohlenhydrate zu verzichten.

Heißhungerattacken, schlechte Laune, Kreislaufstörungen, Kopfschmerzen und so weiter können die Folge sein und dazu führen, dass du schnell keinen Spaß mehr an der ketogenen Ernährung hast und aufgibst. Dieser Drang zum Abbruch der Umstellung wird vor allem auch dadurch gestärkt, weil du während dieser Zeit auch kaum positive Effekte verspüren wirst und nicht einmal ein Ergebnis auf der Waage sehen kannst.

Daher empfehle ich dir, nicht von Null auf Hundert zu gehen und von jetzt auf gleich, sondern Schritt für Schritt und in deinem eigenen Tempo umzustellen. Für eine erfolgreiche Ernährungsumstellung benötigst du Zeit. Setze dich vor Beginn der Umstellung eine halbe Stunde hin und mache dir eine Liste mit allen Lebensmitteln, Snacks, Leckereien und Getränken, die du konsumierst und die Kohlenhydrate enthalten. Streiche dann jeden Tag oder gerne auch jeden zweiten Tag eines dieser Lebensmittel von deiner Liste.

Wie stelle ich am besten meine Ernährung um?

Am besten geht es, wenn du zunächst nach und nach auf alle deine Zwischenmahlzeiten, Snacks und Leckereien verzichtest, bevor du deine Hauptmahlzeiten auf ketogene Ernährung umstellst.

Wenn du merkst, es geht dir nicht gut dabei, wenn du kohlenhydrathaltige Lebensmittel ohne weiteren Zwischenschritt weglässt, kannst du zuvor auch erst einmal die Menge, die du zu dir nimmst, reduzieren.

Achte hier jedoch genau darauf, dass du dich nicht selbst betrügst und du im Endeffekt die gleiche Menge oder sogar mehr zu dir nimmst. Wie das am leichtesten geht?

Nun, das sollte dir eigentlich keine Schwierigkeiten machen: Bereite dir deine

Wie stelle ich am besten meine Ernährung um?

tägliche Ration Snacks vor und verschließe den Rest sicher, dass du nicht mehr in Versuchung kommst, mehr zu nehmen.

Gib beispielsweise den Schlüssel für deinen Vorratsschrank an Knabbereien im Büro deinem Arbeitskollegen, so kommst du nicht in Versuchung, ständig nachzufassen.

Umstellung der Hauptgerichte

Wenn du die Zeit der kohlenhydrathaltigen Snacks und Knabbereien hinter dir gelassen hast, ist es an der Zeit, deine Hauptmahlzeiten in Angriff zu nehmen. Auch hier gibt es einige Tipps, die dir zum Erfolg verhelfen können.

Wie stelle ich am besten meine Ernährung um?

Wenn du bisher der Typ Esser warst, der Mittags in die Kantine geht und sich Abends ein Mikrowellen-, Backofen- oder anderes Fertiggericht aufwärmt, dann lege ich dir Folgendes ans Herz: Versuche dich tatsächlich im Selberkochen, vielleicht entdeckst du hier eine Leidenschaft.

Jedenfalls erleichtert es dir die Umstellung auf die ketogene Ernährung ungemein. So kannst du nicht nur das zubereiten, worauf du Lust hast, du hast auch die Kontrolle darüber, wie viel auf deinen Teller kommt und welche Zutaten und Gewürze du für deine Gerichte verwendest.

Wenn du beispielsweise in der Kantine Fleisch mit Salat isst, hört sich das zunächst ja sehr danach an, als wäre es für die ketogene Ernährung geeignet.

Wie stelle ich am besten meine Ernährung um?

Es ist aber durchaus möglich, dass bei diesen Mahlzeiten sowohl im Fleisch als auch im Salatdressing beispielsweise extra Kohlenhydrate durch den Zusatz von Zucker enthalten sind. Kochst du dagegen selbst, kannst du nicht in diese Fallen treten.

Du wärst erstaunt, welche vielseitigen Gerichte du in der ketogenen Küche zaubern kannst, sogar Pfannkuchen oder Brot sind möglich. Achte bei den Gerichten darauf, dass du ausreichend Fett und Eiweiß zu dir nimmst, um eine ausgewogene und gesunde Ernährung zu gewährleisten.

Hast du die Befürchtung, dass du zu wenig fetthaltige Nahrung isst, kannst du kleine Tricks anwenden, in dem du beispielsweise Sahne in deinen Kaffee oder Tee oder extra Öl in dein

Wie stelle ich am besten meine Ernährung um?

Hauptgericht mischt. Hier kannst du gerne auf die Lebensmittel aus obiger Liste zurückgreifen, diese geben dir einen Anhaltspunkt dafür, was alles geeignet ist.

Wichtig beim Kochen ist auch, dass du kreativ bleibst und das zubereitest, worauf du Lust hast, um am Ball zu bleiben und deine Ernährung erfolgreich umzustellen. Rezepte sind nicht in Stein gemeißelt.

Verändere sie nach deinem Geschmack, verwende anderes Gemüse, verschiedene Gewürze oder eine andere Käsesorte, wenn du weißt, der, der im Rezept steht, schmeckt dir nicht sehr gut.

Du könntest im Übrigen abends beispielsweise immer die doppelte Menge kochen, dann hast du auch für den nächsten Tag in der Arbeit ein leckeres

Wie stelle ich am besten meine Ernährung um?

Gericht, von dem du garantiert weißt, dass es für deine ketogene Ernährung geeignet ist.

Bleib motiviert

Vor allem zu Beginn, wenn du dich erst an das Selberkochen gewöhnen musst, ist es nicht immer leicht, die richtige Motivation zu finden.

Erzähle deshalb, bevor du mit der Ernährungsumstellung beginnst, Arbeitskollegen, Freunden und Familie von deinem Entschluss, denn gerade in Phasen der Motivationslosigkeit können sie eine riesige Hilfe sein.

Verabrede dich mit ihnen zum Kochen oder lade sie zum Essen ein, das macht nicht nur Spaß, ihr verbringt auch eine tolle und wertvolle Zeit miteinander.

Wie stelle ich am besten meine Ernährung um?

So wirst du auch immer mehr und mehr Gefallen an deiner neuen Ernährungsweise finden.

Auch gegen die schlechte Laune oder den Hunger zwischendurch hilft die Ablenkung von Freunden und Familie. Verabrede dich mit ihnen zu einem Fahrradausflug, zum Schwimmen oder Wandern, denn Bewegung an der frischen Luft lenkt dich nicht nur ab, es tut auch deinem Körper und deiner Seele gut.

Für den Hunger zwischendurch

Gerade in der Anfangsphase wirst du wohl trotz der langsamen Umstellung immer wieder in ein Hungerloch fallen. Sei hier stark und halte durch, denn das sind nur vorübergehende Phasen, nutze die Motivation von Freunden, Arbeitskollegen und Familie.

Wie stelle ich am besten meine Ernährung um?

Oftmals wird das Gefühl des Hungers auch nur dadurch verursacht, dass du einfach zu wenig getrunken hast und der Körper einfach Flüssigkeit benötigt. Achte also immer darauf, genug zu trinken.

Doch wenn das alles nichts hilft und du trotzdem das Gefühl hast, es nicht mehr auszuhalten, vielleicht weil sich alles dreht und dein Kreislauf macht total schlapp, dann gibt es auch hierfür eine Lösung:

Einen „Zaubertrank" für zwischendurch, der dich lange Zeit satt macht und dir einen richtigen Energieschub liefert, den sogenannten „Bulletproof Coffee". Es handelt sich dabei um ein Getränk, das vom Nährstoffgehalt her aber einem Snack gleichkommt.

Er wird sogar sehr gerne als Ersatz für das
Frühstück getrunken. Der Bulletproof-
Coffee soll dabei auch die Fettverwertung
bei gleichbleibendem Insulin- und
Blutzuckerspiegel steigern und dadurch
dem Körper schneller in den Zustand
einer Ketose verhelfen.

Dies liegt unter anderem an der
Verwendung von sogenannten MCT-Ölen,
welche nicht nur die Fettverbrennung
regulieren und optimieren, sondern auch
eine sehr viel stärkere Wirkung haben, als
die normalen Öle.

Es handelt sich dabei um sogenannte
mittelkettige Triglycerid-Öle, die vom
Körper leicht und schnell verdaulich sind,
schnell in Ketonkörper zerlegt werden
können und dadurch den Ketonspiegel
ansteigen lassen.

Wie stelle ich am besten meine Ernährung um?

Eines der beliebtesten und bekanntesten MCT-Öl-Quellen ist das Kokosöl.

Koche dir für den Bulletproof Coffee zunächst eine große Tasse Kaffee (also etwa 250 ml) und rühre dann einen Teelöffel Butter, einen Teelöffel MCT-Öl und je nach deinem Geschmack gerne auch bis zu einem Esslöffel Quark, Sahne oder eine andere für ketogene Ernährung geeignete Creme hinzu.

Rühre so lange um, bis sich alle Zutaten gut aufgelöst haben. Wenn du dafür nicht die notwendige Geduld hast, kannst du alle Zutaten gerne auch in einen Mixer geben oder mit einem Pürierstab bearbeiten, das klappt genauso gut.

Anstatt einem normalen Kaffee kannst du auch gerne einen sogenannten Pilz-Kaffee (ein mit (Heil-)Pilz-Extrakten

angereicherter Kaffee) verwenden, der
nicht nur verträglicher für den Magen sein
soll, sondern auch langfristig gesehen die
Fettverbrennung ankurbeln kann.

Eine weitere Möglichkeit für den Hunger
zwischendurch, den du wohl gerade auch
in der Anfangsphase öfters verspüren
wirst, sind beispielsweise Keto-Riegel, die
in jede Handtasche passen und sich
hervorragend als Snack zwischendurch
eignen.

Hier findest du im Internet eine Vielzahl
von Rezepten. Sei kreativ und bereite dir
deinen persönlichen Lieblings-Keto-Riegel
zu. Auch Trockenfleisch oder Kokos-Chips
eignen sich beispielsweise hervorragend
als Snack für zwischendurch.
Je länger du dich ketogen ernährst, desto
weniger wirst du jedoch zwischendurch
etwas naschen wollen, denn durch den

Wie stelle ich am besten meine Ernährung um?

Verzicht auf Kohlenhydrate und der damit einhergehenden Regulierung des Blutzucker- und Insulinspiegels werden auch die Heißhungerattacken und allgemein dein ständiges Hungergefühl immer weniger.

Kritik und Vorurteile der ketogenen Ernährung

Wie bereits zu Beginn erwähnt ist nicht jeder davon überzeugt, dass die ketogene Ernährungsweise so gesund ist, wie die Trendsetter und Befürworter behaupten.

Es gibt sogar einige Forscher, die vor dieser Diät warnen, da sie aus mehreren Gründen nicht nur ungesund sei, sondern auch nachhaltig den Organismus schädigen könnte.

Sie finden es oft äußerst bedenklich, sich ketogen zu ernähren, aus mehreren Gründen:

Allgemeine negative Vorurteile

Vor allem, wenn man die ketogene
Ernährung als Fleischdiät sieht, man sich
also sehr eiweißhaltig ernährt, kann das
zu einer Übersäuerung des Körpers
führen. Dies bringt oftmals nicht nur
einen dauerhaften Mundgeruch mit sich,
sondern auch Hautunreinheiten, Pickel,
verminderte Leistungsfähigkeit und einen
stark belasteten Verdauungstrakt.

Vor allem rotes Fleisch bildet in unserem
Organismus sehr viel Säure, die dann auch
die Harnsäure im Körper ansteigen lässt.
Ein erhöhtes Risiko an Gicht zu erkranken
soll daher eine weitere Nebenwirkung
und somit negativer Effekt der ketogenen
Ernährung sein.

Auch wird befürchtet, dass durch den extrem hohen Eiweiß- und Fettanteil der Diät das Risiko für Herz-Kreislauf-Erkrankungen steigt.

Ebenso soll ein unausgewogener Vitamin-Haushalt die Folge dieser Ernährung sein, da wohl aufgrund der hohen Kohlenhydrat-Anteile seltener Obst und Gemüse gegessen werden.

Doch genau hier kannst du auch mit der Lösung des Problems ansetzen, denn ketogene Diät heißt nicht zwangsläufig, dass man sich nach dem Motto ernähren muss „Fleisch ist mein Gemüse". Es ist definitiv nicht zwingend erforderlich, jeden Tag Fleisch zu essen, um diese Ernährungsweise erfolgreich umzusetzen.

So ist es durchaus möglich, täglich eine kleine Portion Obst (vor allem Beeren)

und viel Gemüse zu essen, um deinen
Vitamin-Haushalt aufzufüllen. Wenn du
dir obige Hinweise zu den erlaubten
Lebensmitteln noch einmal genauer
ansiehst, wirst du feststellen, dass du
doch eine große Vielzahl an Gemüsearten
zur Auswahl hast, die du in deinen
Speiseplan einbauen kannst.

Auch Fisch, Pilze, Nüsse, Eier und
Milchprodukte stehen auf der Liste der
erlaubten Lebensmittel, mit deren Hilfe
du sowohl deinen Vitamin-Haushalt
ausreichend auffüllen als auch eine
Übersäuerung deines Körpers vermeiden
kannst.

Außerdem sind in vielen dieser
Lebensmittel gesunde Fette wie die
Omega 3 Fettsäuren enthalten, die
ihrerseits wiederum eine
entzündungshemmende Wirkung haben.

Dadurch kann das Risiko von
Herzerkrankungen gemindert, der
Cholesterinspiegel gesenkt und
gleichzeitig die geistige Leistungsfähigkeit
gesteigert werden.

Wenn du dich also weiterhin
abwechslungsreich und ausgewogen
ernährst und die ketogene Diät nicht nur
als Vorwand betreibst, um viel Fleisch zu
essen, dann kannst du den negativen
Äußerungen der Wissenschaftler den
Wind aus den Segeln nehmen.

Im Übrigen gibt es auch bisher noch keine
nachhaltigen Studien, die belegen, dass
die ketogene Ernährung tatsächlich
langfristig gesehen zu Mangelernährung
oder anderen Erkrankungen führt.

Im Gegenteil konnte bei Epilepsie-
Patienten, die sich über mehrere Jahre

102

hinweg kohlenhydratarm ernährten, keine
negative Entwicklung festgestellt werden.

Vorurteil Nierensteine

Immer wieder wird im Zusammenhang
mit der ketogenen Ernährung die
Behauptung aufgestellt, dass diese Diät
zur Bildung von Nierensteinen führen
kann. Doch – um das Ergebnis einmal
vorne Weg zu nehmen – dafür gibt es
keine konkreten Forschungsergebnisse,
die diese Thesen stützen.

Es wurde zwar bei Kindern mit Epilepsie,
die sich ketogen ernähren, die Bildung
von Nierensteinen als problematisch
anerkannt. Doch auch hier ist es nicht
eindeutig geklärt, ob die Entstehung der
Steine tatsächlich durch die Diät oder
vielleicht eher durch die Medikamente
ausgelöst wird.

Zwar wurde bei diesen Studien wohl
festgestellt, dass bei der ketogenen
Ernährung mehr junge Patienten an
Nierensteinen leiden, aber dennoch ist
dies noch kein Beweis für die These.

Insbesondere sind kranke Menschen, die
entsprechende Medikamente einnehmen
müssen grundsätzlich schon
angeschlagen, deren Organismus muss
viel größere Strapazen bewältigen, als der
einer gesunden Person. Außerdem wurde
auch festgestellt, dass bei der einfachen
Einnahme von Kalium die Steinbildung
schon deutlich reduziert werden konnte.

Doch wie sieht das jetzt bei einem
gesunden Menschen aus, wie ist hier das
Risiko, an Nierensteinen zu erkranken?

Nun, auch hier kann man feststellen, dass
es keine Nachweise dafür gibt, dass die

ketogene Diät schädlich für die Nieren ist
und zur Bildung von Steinen führt. Bei
Nierensteinen, die auch Nephrolithiasen
genannt werden, handelt es sich um
auskristallisierte Substanzen des
Nierenbeckens, die erst zu zumeist
äußerst schmerzhaften Beschwerden
führen, wenn sie in die Harnwege,
beispielsweise in den Harnleiter gelangen.

Ist der Urin mit steinbildenden
Bestandteilen übersättigt, werden diese in
der Niere nach und nach aufgebaut. Eine
Übersättigung mit entsprechenden
Substanzen ist stark abhängig von der
Ernährung, aber auch Bewegungsmangel
und Übergewicht können die Bildung
fördern.

Die meisten Nierensteine bestehen aus
Oxalat oder Kalzium. Unser Organismus
versucht, diese Substanzen über die Niere
auszuscheiden, wenn unser Stoffwechsel
nicht richtig funktioniert und wir zu viel
davon im Organismus haben.

Damit der Körper ordentlich
verstoffwechseln kann, benötigt er vor
allem die Nährstoffe Kalzium und Vitamin
D. Letzteres wird dabei zur Verarbeitung
von Kalzium benötigt, aber es kann seine
Arbeit nicht ohne das richtige Verhältnis
von Vitamin K2 und Vitamin A erledigen.

Erst wenn der Vitaminhaushalt
ausgeglichen ist, kann sichergestellt
werden, dass der Stoffwechselprozess
richtig funktioniert um das Kalzium nicht
in die Gefäße zu transportieren und über
die Niere auszuscheiden, sondern um es
in den Knochen einlagern zu können.

106

Ein Tipp hier ist also, immer auf einen ausgewogenen Nährstoff- und Vitamin-Haushalt vor allem der oben genannten Vitamine zu achten, um den Stoffwechselprozess zu unterstützen.

Auch die Einnahme von Kalium hat die Bildung von Nierensteinen bei an Epilepsie erkrankten Kindern bedeutend verringernd, so dass man davon ausgehen kann, dass auch auf die Aufnahme von ausreichend Kalium geachtet werden sollte. Hervorragende Quellen hierfür sind Kohl, Fenchel, Avocado und selbstgemachte Knochenbrühe.

Jojo-Effekt

Einige negative Stimmen, die man immer wieder hört, besagen, dass bei der ketogenen Ernährung die Gefahr des im Anschluss an Diäten häufig auftretenden

und gefürchteten Jojo-Effekts recht hoch
sein soll.

Nun, diese Aussage kann ich aus
mehreren Gründen nicht unterstützen:

Einerseits verschwinden durch die
ketogene Ernährungsform die
Heißhunger-Attacken, die einem zuvor
durch das Essen von Kohlenhydraten und
Zucker künstlich antrainiert wurde. Isst
man nach Ende der Diät wieder normal,
bleibt das Hungergefühl weit unter dem
Niveau, das man zuvor hatte.

Außerdem lernt man während der Diät,
viel bewusster mit Lebensmittel und
Nahrungsmittel umzugehen, vor allem,
wenn du anfängst, selbst zu kochen.

Diese Bewusstseinsveränderung wird dich
davon abhalten, im Anschluss wieder in

alte ungünstige Essgewohnheiten zurück
zu fallen. Ein unkontrollierter und
ungezügelter Konsum von Süßigkeiten,
Knabbereien oder anderen
Kohlenhydraten ist daher recht
unwahrscheinlich.

Außerdem wird durch die ketogene
Ernährung kaum Muskelmasse abgebaut,
weshalb der Organismus dadurch auch
nicht weniger Energie benötigt wie zu
Beginn. Daher wird auch nach der Diät
viel Energie verbraucht, bei normaler
Ernährung wird daher das meiste
verbraucht und kaum etwas eingelagert.

Und zu guter Letzt ist die ketogene Diät
durchaus auch auf längere Anwendung
ausgelegt, so wie beispielsweise bei
Epilepsie-Patienten. Diese ernähren sich
oft über Jahre hinweg ketogen und bisher
gibt es keine Studien, die belegen, dass es

dadurch zu negativen Auswirkungen auf
den Körper kommen könnte. Wenn du
also beispielsweise dein Wunschgewicht
erreicht hast und nicht mehr weiter
abnehmen möchtest, dann erhöhe doch
einfach den Nährstoffgehalt deiner
Gerichte und schon ist auch für dich die
ketogene Diät auf langfristige Zeit
ausgelegt.

Du kannst also auch nach der
Gewichtsreduktion von allen
gesundheitlichen und sonstigen positiven
Effekten langanhaltend oder sogar
dauerhaft profitieren.

Keto-Grippe

Weiterhin kommt im Zusammenhang mit der ketogenen Diät oftmals die sogenannte Keto-Grippe, die auch unter dem Namen Keto-Flue bekannt ist, ins Gespräch. Dabei handelt es sich jedoch leider nicht um ein Vorurteil, sondern tatsächlich um Symptome, an denen Personen leiden, die sich gerade in der Umstellungsphase befinden.

Die Keto-Grippe ist aber nicht, wie der Name vielleicht vermuten lässt, eine echte Grippe, da sie nicht von Viren ausgelöst wird und auch nicht ansteckend ist. Allerdings kann man hier durchaus sehr ähnliche Symptome wie bei einer Influenza feststellen.

Diese Phase kann sich von einigen Tagen bis hin zu einigen Wochen erstrecken und geht oftmals mit Symptomen wie Reizbarkeit oder verstärktem Hungergefühl, aber auch mit Übelkeit, Müdigkeit, Abgeschlagenheit und Schlappheit, Energielosigkeit, Husten, Schnupfen oder Kopfschmerzen einher.

Auch an Schlaf- oder Verdauungsproblemen, Kältegefühl und Schwindel können die Betroffenen in der ersten Zeit leiden.

Doch dieser Zustand kommt nicht, wie du jetzt vielleicht denken könntest, daher, dass die ketogene Ernährung doch nicht so gesund ist, sondern vielmehr durchlebt unser Körper einen Entzug.

Ja, du hast richtig gelesen! Medizinische Studien haben ergeben, dass beim Verzehr von Kohlenhydraten in unserem

Gehirn die gleiche Region angesprochen wird, wie bei der Aufnahme von Heroin oder Kokain. Und diese Hirnregion sorgt dann dafür, dass das Hormon Dopamin ausgeschüttet wird, welches in uns Glücksgefühle hervorruft.

Da der Körper sich jedoch rasch an den Zucker gewöhnt und dadurch immer weniger Dopamin ausschüttet, verlangt unser Körper nach immer mehr Kohlenhydrate, um erneut die entsprechenden Glücksgefühle zu erreichen, wie zu anfangs.

Das Gehirn erinnert sich also, was glücklich macht und sich gut anfühlt und verlangt immer mehr davon. Genau nach diesem System funktioniert der Organismus auch beim Drogenkonsum.

Wenn du nun aufhörst, Kohlenhydrate zu konsumieren, muss sich der Körper erst einmal an den Mangel gewöhnen, insbesondere da er nun andere Enzyme braucht, um die Energie für den Körper zu gewinnen.

Die bisherigen Enzyme, die die Kohlenhydrate verarbeitet haben, sind jetzt sozusagen arbeitslos, dafür sind von den fettverarbeitenden Enzymen zu wenig im Organismus vorhanden, sie müssen erst so schnell wie möglich gebildet werden.

Die stärksten Symptome treten in der Regel vor allem in den ersten 3 bis 4 Tagen der Umstellungsphase auf, vor allem, wenn du deine Ernährung radikale änderst. In manchen Fällen dauert es mehrere Wochen, bis die letzten Symptome abgeklungen sind.

Doch habe keine Angst vor der Keto-Grippe, denn auch hiergegen gibt es einige Tipps und Tricks, die dir dabei helfen können, dass du sie erst gar nicht bekommst oder wenn, dass die Symptome nicht so stark ausfallen:

Gewöhne deinen Körper langsam an die ketogene Ernährung, streiche Stück für Stück die kohlenhydrathaltigen Nahrungsmittel von deinem Speiseplan und ersetze sie durch andere Lebensmittel, die für deine neue Diät geeignet sind.

So kann sich dein Körper langsam an die für ihn neue Situation gewöhnen und seinen Stoffwechsel schonend umstellen. Mit dieser Methode habe ich bei meiner Umstellung kaum an Symptomen gelitten, ich fühlte mich lediglich ein bisschen schlapp und hatte an zwei Tagen ein wenig Kopfschmerzen.

Und dagegen habe ich mir die oben
bereits erwähnte Knochenbrühe gekocht.
Sie ist voller Nährstoffe wie Aminosäuren,
vielen Mineralien und hochwertigen
Fetten und hat hervorragend gegen die
auftretenden Symptome geholfen.

Du kannst die Knochenbrühe als
Nährstoffgetränk pur trinken oder in
deinen Mahlzeiten zum Verfeinern von
Soßen oder anderen Gerichten
verwenden.

Eine weitere Möglichkeit, wie du die
Symptome der Keto-Flue dämpfen kannst,
insbesondere, wenn du mehrere Wochen
damit kämpfst, möchte ich dir im
nächsten Punkt vorstellen. Das Stichwort
heißt hier intermittierendes Fasten.

Ketogene Ernährung und intermittierendes Fasten

Nicht nur, dass sich das intermittierende Fasten, das auch Intervallfasten oder Intermitted Fasting genannt wird, positiv auf die Keto-Grippe auswirkt, es bringt auch noch eine ganze Reihe anderer Vorteile mit sich. Und obwohl es viele Zweifler gibt, lässt sich die Frage, ob eine Kombination aus ketogener Ernährung und Intervallfasten gesund sein kann, ganz klar mit „ja" beantworten.

Doch erst einmal zurück zum Anfang, denn möglicherweise weißt du gar nicht, was denn das intermittierende Fasten überhaupt ist.

117

Das Thema des Intermitted Fasting ist so umfangreich, dass nicht alle Informationen in ein einziges Kapitel passen. Ich habe daher ein eigenes Buch dazu verfasst, das dich möglicherweise interessieren und dir bei deinem Ziel, gesünder und vielleicht leichter zu leben, helfen könnte.

Doch ein paar wichtige Infos möchte ich dir in diesem Kapitel mit an die Hand geben, um dir eine weitere Option aufzuzeigen, dein Ziel eines gesünderen Lebens zu erreichen.

Beim Intervallfasten handelt es sich im Grunde genommen nicht um eine Diät, sondern um einen Essensrhythmus. Es wird also nicht vorgeschrieben, was man isst, sondern in welchen Zeitabständen.

Es gibt hier verschiedene Ausprägungen, die von 16 Stunden Essenspause und 8 Stunden der Nahrungsaufnahme (16:8-Methode) bis hin zum 24-stündigen Intervall reicht, bei dem man einen Tag mit und einen Tag ohne Essen verbringt (10in2-Methode). Es gibt dabei keine Verpflichtung, täglich zu fasten, man kann auch beispielsweise nur zwei Fastentage pro Woche einlegen.

Trotz der Tatsache, dass dir grundsätzlich nicht vorgeschrieben wird, was du essen darfst, solltest du dennoch darauf achten, dich gesund und ausgewogen zu ernähren, damit keine Mangelernährung entsteht, die deinen Organismus negativ beeinträchtigt.

Auch beim Fasten bildet der Körper die Ketonkörper, die sonst nur bei Kohlenhydratmangel produziert werden,

um sich während der Phase der
Essenspause mit ausreichend Energie aus
den eigenen Fettreserven versorgen zu
können. Du kannst durch das
intermittierende Fasten also
beispielsweise das Ziel, Gewicht zu
verlieren, unterstützen.

Doch was außer abzunehmen bringt denn
dieser Essensrhythmus noch? Nun, das
Fasten bringt dir sowohl gesundheitliche
Vorteile, als auch eine Steigerung deiner
Lebensqualität. Du kannst dir durch den
Nahrungsausfall Geld sparen bzw. in
hochwertigere Lebensmittel investieren,
der Jojo-Effekt beim Abnehmen wird
dadurch quasi ausgeschlossen, da es sich
hier ja nicht um eine kurzfristige Diät,
sondern um eine langfristige
Ernährungsform handelt.

Außerdem hat auch das intermittierende Fasten positive Auswirkungen auf deine Blutzucker- und Insulinwerte, den Cholesterinspiegel, den Blutdruck, die Blutfettwerte, stärkt das Gehirn, entschlackt, hat wie die ketogene Ernährung positive Einflüsse auf Krebs und wirkt gleichzeitig Zellschäden entgegen.

Das hört sich doch richtig gut an, davon kannst du richtig profitieren. Wenn du das denn möchtest, dann gebe ich dir den Rat, zunächst dennoch nur auf die ketogene Ernährungsform umzustellen.

Und erst wenn du die durch die Aufnahme von Kohlenhydraten antrainierten Heißhungerattacken bzw. das ständige Hungergefühl unter Kontrolle hast, kannst du versuchen, auch auf das intermittierende Fasten umzustellen und

121

Essenspausen einzulegen. So wirst du dich
wesentlich leichter tun und die Chancen
auf eine erfolgreiche Umstellung steigen
deutlich an.

Bei der 16:8-Methode könntest du
beispielsweise einfach auf ein Frühstück
verzichten bzw. später frühstücken. Wenn
du um 17.00 am Vorabend dein letztes
Abendessen gegessen hast, dann
müsstest du lediglich bis 09.00 Uhr
warten, um wieder frühstücken zu dürfen.

Wenn du also am Sonntag gerne lange
ausschläfst, wäre das ein idealer Tag
dafür, mit dem intermittierenden Fasten
zu Beginnen.

Die Ernährungsform sollte sich aber
unbedingt immer gut für dich anfühlen,
sie sollte dir locker von der Hand gehen,
damit du dich nicht zur Durchführung
zwingen musst.

122

Vor allem, wenn du Gewicht verlieren
möchtest, ist es wichtig, Spaß bei der
Umsetzung zu haben, denn nur so wirst
du auch längerfristig bei der
Ernährungsmethode bleiben und nicht
nach kurzer Zeit frustriert wieder in alte
und ungünstige Gewohnheiten
zurückkehren.

So vermeidest du Frustration und erhöhst
die Chancen auf ein erfolgreiches
Ergebnis.

Ketogene Ernährung in Kombination mit anderen Essensformen

Du zweifelst vielleicht gerade, ob die ketogene Ernährungsform etwas für dich ist, da du eigentlich in deinem jetzigen Leben vielleicht Vegetarier oder sogar Veganer bist?

Doch die ketogene Diät wird als sehr fleischlastig angesehen, was deinen jetzigen Ernährungsprinzipien deutlich entgegen steht. Doch was passiert, wenn du das Fleisch oder gar die restlichen tierischen Produkte weglässt?

124

Bekommt dann der Körper immer noch
genügend und vor allem alle notwendigen
Nährstoffe?

Nun, ich kann dich hier ein wenig
beruhigen, denn es ist falsch,
anzunehmen, dass man bei der
ketogenen Diät zwingend auf Fleisch oder
Fisch zurückgreifen muss, um in die
Ketose zu gelangen. Zugegeben, es ist
wohl der einfachste Weg, aber eben nicht
der einzige. Und welche Wege es hier
gibt, möchte ich dir in den nächsten
beiden Kapiteln zeigen.

Keto-vegetarische Ernährung

Im Vergleich zum Veganer hat es ein
Vegetarier, der sich ketogen ernähren
möchte noch vergleichsweise einfach. Im
Grunde genommen musst du als
Vegetarier nur das Fleisch und den Fisch

weglassen.

Den entsprechend hohen Fettanteil erhält
dein Organismus beispielsweise aus
Milchprodukten, wie Käse, Butter, Quark
oder Sahne. Aber auch Avocados, Oliven,
Nüsse und Samen enthalten einen sehr
hohen Fettanteil, und diese Pflanzenfette
sind außerdem noch recht gesund.

Doch was ist mit dem Eiweiß? Woher soll
ich denn das erhalten, wenn nicht aus
dem Fleisch? Das könnten deine Zweifel
sein. Nun, Eiweiß steckt wie der Name
schon vermuten lässt auch in Eiern, die du
zum Frühstück, Mittagessen und
Abendessen aber auch als Snack für
zwischendurch auf deinen Speiseplan
schreiben kannst.

Und wenn sie dir bereits zum Halse
heraushängen, dann verwende doch zur

Abwechslung einfach einmal Pilze oder
Spinat, denn auch diese sind
hervorragende Eiweißquellen.

Du siehst also, vor allem als Vegetarier
hast du noch ein relativ leichtes Spiel, alle
Nährstoffe, die dein Körper braucht in
ausreichender Form zu erhalten.

Keto-vegane Ernährung

Schwieriger wird es dann schon, wenn du
dich nicht vegetarisch, sondern vegan und
ketogen ernähren möchtest. Aber auch
hier gilt eben: schwieriger, nicht jedoch
unmöglich.

Um den Fettanteil der Ernährung hoch zu
halten, kannst du als Veganer nicht
einfach auf die altbewährten
Milchprodukte zurückgreifen, hier bleiben
dir hauptsächlich nur Avocados, Oliven,

Nüsse und Samen als feste Nahrung.

Und auch wenn sich das recht wenig anhört, hast du vor allem bei den Nüssen und Samen eine recht große Auswahl:

Angefangen von der Kokosnuss über Wal-, Para- oder Macadamianüsse bis hin zu Hanf-, Chia-, Leinen- und Mohnsamen oder Sonnenblumen- und Kürbiskernen und einigen mehr hast du hier freie Auswahl. Außerdem kannst du jederzeit auch auf hochwertige Öle zurückgreifen und deinen Gerichten hinzufügen, wie beispielsweise Oliven-, Kürbiskern-, Mandel- oder MCT-Öl, aber auch hier gibt es noch eine Vielzahl mehr.

Beim Eiweiß wird es da schon etwas schwieriger, da die hauptsächliche Proteinquelle, die dir bei normaler veganer Ernährung zur Verfügung steht,

128

nämlich die Hülsenfrüchte, bei der ketogenen Diät entfällt.

Hülsenfrüchte enthalten nämlich gleichzeitig einen hohen Anteil an Kohlenhydraten und können daher nicht verwendet werden. Auch Tofu und die meisten Soja-Produkte enthalten zu viele Kohlenhydrate, um für die ketogene Ernährung geeignet zu sein.

Aber in einigen Pflanzen steckt ein erstaunlich hoher Anteil an Proteinen, wie zum Beispiel in Brokkoli, Blattspinat, Grünkohl oder Mandeln. Damit solltest du es schaffen, deinen täglichen Eiweißbedarf zu decken und deinen Vitamin-Haushalt auszugleichen.

Solltest du jedoch bemerken, dass es dir aus irgendeinem Grund schlechter geht, du dich schlapp oder weniger leistungsstark fühlst, dann solltest du ggf. deine Blutwerte untersuchen lassen, da du dann Gefahr läufst, dass dir irgendein Nährstoff oder Vitamine fehlen. Diese kannst du dann ggf. mit entsprechender veränderter Ernährung oder mit Nahrungsergänzungsmitteln auf pflanzlicher Basis aufnehmen.

Zusammenfassung

Egal, aus welchem Grunde du auf die ketogene Ernährung umstellen möchtest, ob du nun Krankheiten vorbeugen, deine Leistungsfähigkeit steigern, Gewicht verlieren oder einfach nur gesünder leben möchtest, ist diese Form der Diät sehr empfehlenswert.

Ob du das Ganze nun mit einer weiteren Ernährungsform wie dem intermittierendem Fasten, der vegetarischen oder veganen Ernährung kombinierst, bleibt ganz dir und deinem persönlichen Gefühl überlassen. Du musst für dich entscheiden, ob es dir gut tut und dir zur Erreichung deiner Ziele verhelfen kann.

Unabhängig davon, wofür Du dich
entscheidest, achte immer darauf, den
Spaß an der Ernährung in den
Vordergrund zu stellen und nicht zu
streng mit dir selbst zu sein. Denn nur so
wirst du auch tatsächlich motiviert bei der
Sache bleiben und schlussendlich deine
Ernährung erfolgreich umstellen können.

Verzeihe dir dabei auch kleine
Rückschläge und unterlaufene Fehler,
denn gerade am Anfang kann es durchaus
schwieriger sein, herauszufinden, welche
Lebensmittel sich gut für die ketogene
Ernährung eignen und von welchen du
besser die Finger lassen solltest. Und
wenn dir ein Fehler unterläuft und du
einmal zu viele Kohlenhydrate gegessen
hast, kein Problem, denn das trainiert die
Flexibilität deines Stoffwechsels.

Lasse deiner Fantasie und Kreativität
jedoch freien Lauf, denn nur, wenn du
abwechslungsreich und vielseitig isst, wird
dir dabei nicht langweilig, Du bleibst
besser motiviert und es fällt dir leichter,

die ketogene Ernährung nicht als Klotz am Bein zu sehen.

Das Wichtigste bei der ganzen Sache ist jedoch, dass du auf dein Körpergefühl hörst und nur das tust, was sich für dich tatsächlich gut anfühlt.

In diesem Sinne wünsche ich dir viel Spaß und Freude bei einer erfolgreichen Umstellung auf die ketogene Ernährung und in deinem neuen, gesünderen und leichteren Leben mit mehr Lebensqualität und Wohlfühlmomenten.

Dein
Dirk Bald

Zusammenfassung

Vielen Dank

Ich hoffe, ich konnte mit diesem Ratgeber einen Beitrag leisten und Dir neue Wege zu einem gesünderen Leben aufzeigen.

Ich wünsche dir bei der Umsetzung viel Erfolg.

Wenn dir dieses Buch gefallen hat, dann würde ich mich über eine ehrliche Rezension sehr freuen!

Der Grund, warum ich um Rezensionen bitte:

<u>Leser-Rezensionen sind das Überlebenselixier einer jeden Autorenkarriere!</u>

Vielen Dank für Deine Unterstützung!

Dein
Dirk Bald

Zuckerfreie Ernährung
Diabetes effektiv bekämpfen!

Du suchst nach einem gesunden Lebenstil, möchtest etwas für deine Figur tun oder willst dein Diabetes Typ 2 bekämpfen? Dann ist dieser Ratgeber genau der Richtige für dich.

Hier erfährst du alles Notwendige über Zucker, seine Auswirkungen auf den Körper und wie du am besten davon loskommst. Auch wo sich überall der Industriezucker versteckt und unter welchen Bezeichnungen die Zuckerindustrie versucht diesen zu verschleiern.

Außerdem findest du einen 30-Tages-Plan und viele Tipps und Tricks um dein Vorhaben erfolgreich umsetzen zu können.

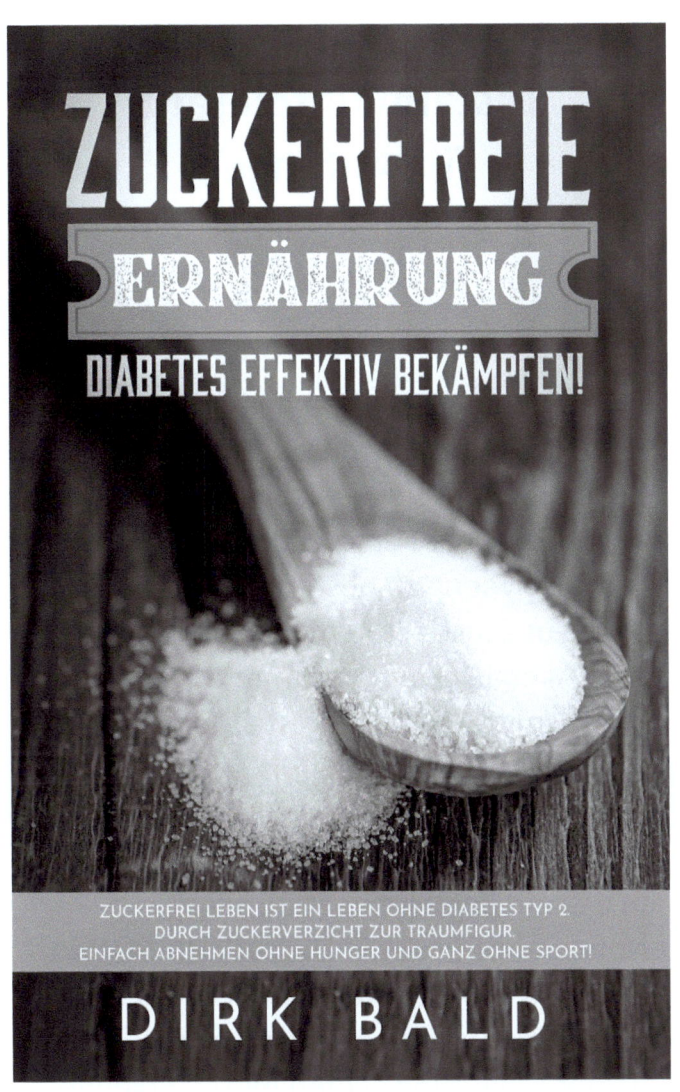

ZUCKERFREIE ERNÄHRUNG

DIABETES EFFEKTIV BEKÄMPFEN!

ZUCKERFREI LEBEN IST EIN LEBEN OHNE DIABETES TYP 2.
DURCH ZUCKERVERZICHT ZUR TRAUMFIGUR.
EINFACH ABNEHMEN OHNE HUNGER UND GANZ OHNE SPORT!

DIRK BALD

https://dirk-bald.de/tbzuckerfrei

Histaminintoleranz
für Anfänger

Lebensmittelallergie oder
Histaminunverträglichkeit?

Immer mehr Menschen bemerken, dass
sie an einer Lebensmittelunverträglichkeit
leiden. Dabei sind die Symptome sehr
vielfältig, sodass eine exakte Diagnose
recht schwierig zu bestimmen ist. Oft ist
auch zunächst der Verdacht vorhanden,
eine Allergie gegen bestimmte
Lebensmittel zu haben. Ist es wirklich eine
Allergie oder doch eine Histamin-
Intoleranz?

In diesem Buch erfährst du alles
Notwendige über die Histamin-Intoleranz,
die Auswirkungen auf deinen
Gesundheitszustand und worauf du bei
deiner Ernährung achten musst. Erkenne
den Unterschied zwischen einer
Lebensmittelallergie und einer

138

Histaminunverträglichkeit.
Außerdem findest du Tipps und Trick für den Alltag sowie detaillierte Lebensmittel-/Medikamentenlisten. So bist du bei deinem nächsten Einkauf / Arztbesuch gewappnet und somit auf der sicheren Seite.

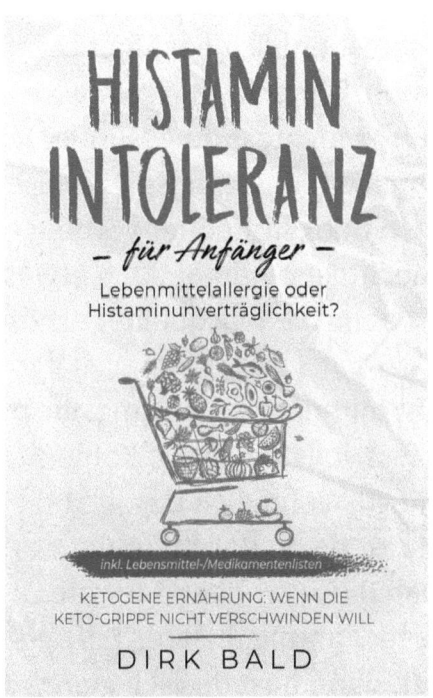

https://dirk-bald.de/histaminbuch

Intermittierendes Fasten

Gesund abnehmen mit
Intervallfasten.
Die besten Methoden für Anfänger.

Du möchtest endlich nachhaltig
abnehmen, ohne an Muskelmasse zu
verlieren? Möchtest du gesünder leben
und Krankheiten wie beispielsweise
Parkinson oder Alzheimer vorbeugen?
Oder möchtest du dir einfach etwas Gutes
tun und deine Lebensqualität erhöhen?

Das geht mit einer Ernährungsform, bei
der du fast vollständig auf Kohlenhydrate
verzichtest. Wenn dich das jetzt
überrascht, da du der Meinung warst,
dass man diese zwingend für die
Energiegewinnung unseres Körpers
benötigt, dann hast du dich geirrt, denn
der Körper kann auch aus Fett Energie
produzieren.

Auch als Vegetarier oder Veganer sollst du nicht zu kurz kommen und erfahren, ob und inwieweit die ketogene Ernährungsform umsetzbar ist.

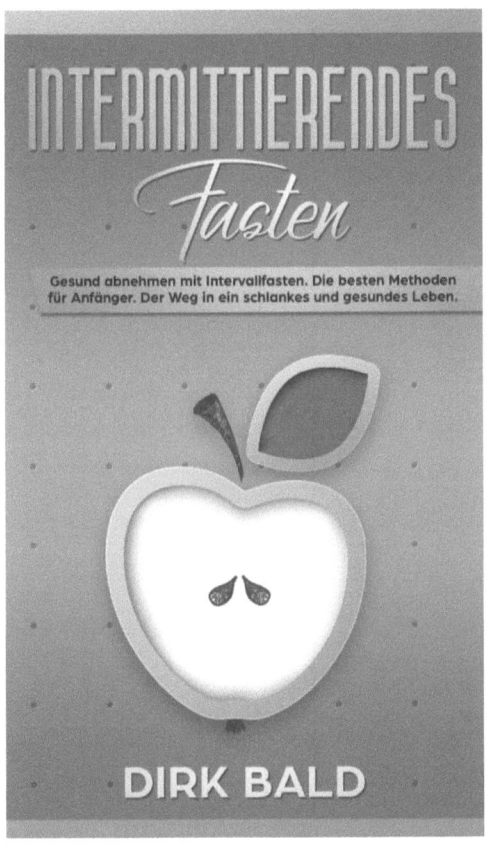

https://dirk-bald.de/intervallfasten

Quellen:
http://blog.foodlinx.de
https://de.wikipedia.org/wiki/Ketogene_Di%C3%A4t
https://www.ketose-diaet.de/
https://www.ugb.de/
https://www.strong-magazine.com/ ernaehrung/